膨大な医学論文から
最適な情報に
最短でたどり着くテクニック

PubMed, Google Scholar, EndNote 活用術

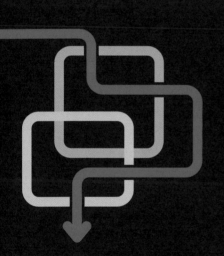

How to Quickly Reach
the Best Information
from Acres of Medical Articles

Using PubMed, Google Scholar & EndNote

監修　康永秀生（東京大学大学院 医学系研究科臨床疫学・経済学）

著者　重見大介（東京大学大学院 医学系研究科臨床疫学・経済学）
　　　岩上将夫（筑波大学 医学医療系ヘルスサービスリサーチ分野）

株式会社 新興医学出版社

How to Quickly Reach the Best Information from Acres of Medical Articles
Using PubMed, Google Scholar & EndNote

Daisuke Sʜɪɢᴇᴍɪ, Masao Iᴡᴀɢᴀᴍɪ, Hideo Yᴀꜱᴜɴᴀɢᴀ

著者紹介

重見大介 Daisuke Shigemi

略歴：

2010 年　日本医科大学卒業

2010-12 年　日本赤十字社医療センター（初期臨床研修：産婦人科プログラム）

　　　　　　その後，大学病院や市中病院等で産婦人科・新生児科の臨床に従事

2018 年　東京大学大学院公共健康医学専攻（修士課程）

2018 年　東京大学大学院医学部医学系研究科　臨床疫学・経済学（博士課程）に在籍中

専門：公衆衛生学，臨床疫学，産婦人科

岩上将夫 Masao Iwagami

略歴：

2008 年　東京大学医学部医学科卒業

　　　　　　東京大学医学部附属病院初期研修，徳洲会湘南鎌倉総合病院内科後期研修を経て，

2013 年　東京大学大学院公共健康医学専攻（修士課程）

2014 年　英国ロンドン大学（London School of Hygiene and Tropical Medicine）

　　　　　　MSc Epidemiology（修士課程）

2014-18 年　英国ロンドン大学 Epidemiology and Population Health（博士課程）

2018 年　筑波大学医学医療系ヘルスサービスリサーチ分野助教，

　　　　　　英国ロンドン大学 Honorary Assistant Professor

専門：内科学，臨床疫学，薬剤疫学

康永秀生 Hideo Yasunaga

略歴：

1994 年　東京大学医学部医学科卒業

　　　　　　卒後 6 年間，外科の臨床に従事

2000 年　東京大学大学院医学系研究科公衆衛生学（博士課程）

2003 年　東京大学医学部附属病院助教，特任准教授を経て，

2013 年　東京大学大学院医学系研究科教授（臨床疫学・経済学）

専門：臨床疫学，医療経済学

はじめに

　本書は，主に診療や臨床研究に携わる医療者向けに，日々アップデートされる医学・医療の論文情報を効率よく検索・収集・管理するためのスキルをお伝えすることを目的としています．

　近年，各種の国際ジャーナルに掲載される論文数は急速に増加しています．文献検索ツールの1つである PubMed を用いて，例えば「Obesity」を検索すると，1990 年に 1,943 編だった論文数が 2020 年には 32,480 編まで増加しています．年々新たに出版される論文全てを把握することは不可能な状況です．

　根拠に基づく医療（evidence-based medicine）の実践にあたっては，日常臨床におけるクリニカル・クエスチョンに答えることのできる医学論文情報を効率的に検索する必要があります．学会発表の準備や論文執筆の際には，研究テーマに関する世界の動向や最新の知見をレビューし，すでにわかっていること，まだわかっていないことを的確に把握しなければなりません．

　多忙な日常診療の合間を縫って，知りたい情報が載っている文献にたどりつくには，種々の検索エンジンや文献管理ツールを縦横無尽に使いこなし，膨大な医学論文情報を効率的に検索・整理することが重要となります．

　本書は，4 章で構成されます．第 1 章「医学論文情報収集の手段」では，まず，さまざまな文献検索ツールを紹介します．英語の文献検索や情報収集のツールとして，PubMed，Google Scholar，Embase，Web of Science，Cochrane reviews，UpToDate を取り上げます．また，日本語の論文検索ツールとして，医中誌 Web，CiNii を取り上げます．それぞれの長所や短所，どのようなときに活用すればいいかなどについて解説します．また，診療ガイドラインの活用方法にも触れます．自分の探したいテーマに沿って，使用する検索ツールを使い分けられるようになれば，欲しい情報を効率よく見つけることができるようになるでしょう．

　第 2 章「PubMed による文献検索」では，もっとも汎用されている PubMed について詳述します．目的とする文献を効率的に検索するためのポイントを，実際の PubMed の画面キャプチャを紹介しながら解説します．

　第 3 章「Google Scholar による文献検索」では，PubMed よりもさらに広範な情報をカバーしている Google Scholar に焦点を当て，実際の画面キャプチャを紹介しながら，その活用方法を解説します．

　第 4 章「文献管理ツール」では，文献の整理や保存，論文作成時の引用文献リスト作成などに役立つ，EndNote などのツールを紹介します．文献管理ツールを用いれば，文献情報を取り込み，オリジナルのデータベースを作成できます．論文執筆時には，簡単に引用・参

考文献リストを作成・出力できます．まだ論文を書く段階ではないという方も，早めにこうしたツールを使って，文献の整理に慣れておくとよいでしょう．

　読者の皆様が本書を活用し，一歩進んだ文献検索・整理術を身につけ，日常診療や臨床研究に役立ていただければ幸いです．

2021 年 6 月

重見大介，岩上将夫，康永秀生

目　　次

88002-795 JCOPY

第1章

医学論文情報収集の手段

　本章では，医学論文情報を収集する際に役立つ文献検索ツールやリソースを紹介します．

　PubMed，Google Scholar，Embase，Web of Science，Cochrane reviews，UpToDate，日本語文献のリソース（医中誌，CiNii），診療ガイドラインについて概説します．

　PubMed の詳細については第2章，Google Scholar の詳細は第3章で紹介します．

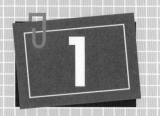

PubMed

MEDLINE とは，米国国立衛生研究所（National Institutes of Health：NIH）内にある米国国立医学図書館（National Library of Medicine：NLM）が管理する大規模な医学・生命科学分野の文献のデータベースであり，5,000 種類以上の医学雑誌（37 言語）が収載されています．日本語の雑誌もありますが，全体の 90% 以上は英語の雑誌となっています．

PubMed とは，米国国立生物科学情報センター（National Center for Biotechnology Information：NCBI）が作成しているデータベースで，上記の MEDLINE と，無料で全文を閲覧可能な PubMed Central（PMC）をデータソースとしています．なお，Non-MEDLINE（MEDLINE に収載されないもの，データ整備前のレコードなど）と称されるデータベースも PubMed から参照可能です．

PubMed の活用ガイド（英語）

- About MEDLINE® and PubMed®：The Resources Guide
- https://www.nlm.nih.gov/bsd/pmresources.html

PubMed に収録されている雑誌一覧

- List of All Journals Cited in PubMed®
- https://www.nlm.nih.gov/bsd/serfile_addedinfo.html

PubMed のホーム画面は，以下の URL からアクセスできます．

PubMed のホーム画面

- https://pubmed.ncbi.nlm.nih.gov/

88002-795 JCOPY

実際のホーム画面は下記のようなインターフェースです（**図1**）.

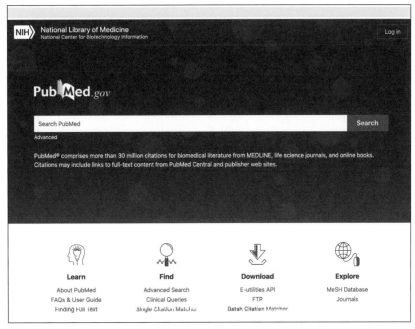

図1　PubMed のインターフェース

　PubMed は世界中から無料でアクセスすることが可能なうえ，アカウント登録することで「検索した論文の記録の保存」や「指定した検索ワードから新たに掲載された該当論文を自動でピックアップする」などの便利な機能もついています. また，キーワードや書誌情報などさまざまなパターンで検索ができるため，そのときの目的によっていろいろな使い方を工夫できます. 操作方法は比較的簡便なので，ぜひ使いこなして頂きたいと思います.

　詳しい検索方法は第2章「PubMed による文献検索」で解説していますので，そちらをご覧ください.

コラム

論文のフルテキストの入手

　オープンアクセスでないジャーナルは，大学などの研究機関などが定期購入します. 所属する研究者は論文のフルテキストを無料で提供されます. 個々の研究機関の契約状況によって，無料で利用可能なジャーナルなどの範囲は異なります. 一般に，大学の医学図書館は無料で利用可能なジャーナルが豊富です. 研究者が大学を離れると，途端に論文のフルテキストに無料でアクセスする機会が減り，困ってしまうこともあります. 研究機関に所属していない臨床家でも，論文を個人で購入することは可能であるものの，それもお金がかかってなかなか大変です.

　オープンアクセス・ジャーナルに掲載される論文は，誰でも無料で全文が閲覧でき，PDF をダウンロードできます. 近年はオープンアクセスであっても質の高いジャーナルは増加しています. この傾向が今後も広がることが期待されます.

2 Google Scholar

　Google Scholar は，2004 年に Google 社が開発した学術論文検索用エンジンであり，インターネット上に公開されているドキュメント情報を網羅的・自動的に集めたデータベースです．無料で利用可能な学術情報も提供されています（一部有料の文献もあります）．

　Google Scholar の特徴は，何といってもその収載されている情報の豊富さでしょう．学術論文に限らず，学位論文，書籍，文献の要約・抜粋，テクニカルレポート，その他さまざまな情報が網羅されており，「ひとまず探したいキーワードに合致する情報をなるべく多く検索したい」という場合に役立ちます．

　詳しい検索方法は 3 章「Google Scholar による文献検索」で解説します．

　Google Scholar の検索画面には，以下の URL からアクセス可能です．

Google Scholar の検索画面

- https://scholar.google.co.jp/

　実際の検索画面のインターフェースは下記です（**図 1**）．

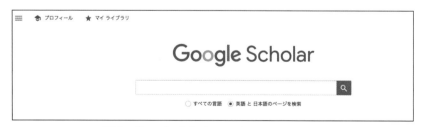

図 1　Google Scholar のインターフェース

88002-795 JCOPY

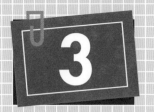

Embase

　Embase はエルゼビア社（ELSEVIER）が提供している生物・医学領域のデータベースです[1]．1947 年以降の 8,500 種類を超える雑誌を収録しており，MEDLINE の収録雑誌に加え 2,000 種類以上の雑誌（欧州のものを広く含む）をカバーしています．医学分野のなかでも，特に医薬品に関するデータ（有効性や安全性など）が豊富です．また，約 7,000 以上の学会の抄録を収載していることも特徴です[2]．

　Embase は MEDLINE に収載されていない文献をみつけることができ，医薬品に関するソースが豊富というメリットがあります．しかし，Embase は誰でも無料で利用できるものではなく，エルゼビア社から製品として販売されています．個人で利用することは難しいため，自身の所属する研究機関が契約をしているか，事前に確認しましょう．

　Embase のログイン画面は，以下の URL からアクセス可能です．

Embase のログイン画面

● https://embase.com/login

　実際の Embase のログイン画面は下記です（**図 1**）．

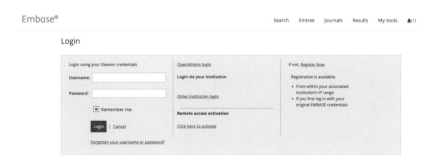

図 1　Embase のログイン画面

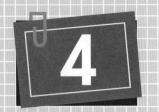

4 Web of Science

Web of Science は，クラリベイト社（Clarivate Analytics）がオンライン上で提供する文献データベースです．

書誌情報（論文名，著者，キーワードなど）のほかに，引用文献データも索引化されており，ある論文がどの論文で引用されているのかがわかりやすくなっています．つまり，関連文献を次々と検索することで，その研究領域の概要やこれまでの経緯，重要度や影響度を調べやすいといえるでしょう．

18,000 種類以上の学術雑誌を収載しており，データ量としてかなり大きなものとなっています．

利用するにはアカウント作成が必要であり，こちらも主に所属機関が契約していれば利用可能となります．個人での無料利用はできません．

図 1 の画面のように日本語表記されているため，英語が苦手でも使いやすいインターフェースとなっています．

Web of Science のトップ画面

- https://www.webofknowledge.com

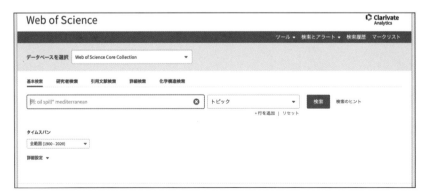

図 1　Web of Science 検索画面

88002-795 JCOPY

　試しに「gestational diabetes」（妊娠糖尿病）と入力して検索すると，以下のように 21,000 件以上の文献がヒットします（**図 2**）．

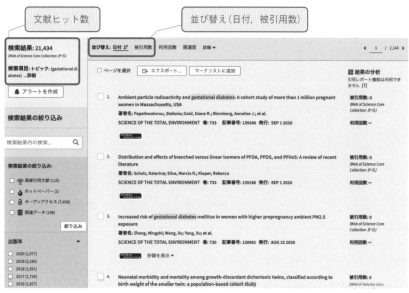

図 2　「gestational diabetes」の検索結果

　図 2 の画面では日付順に表示されていますが，画面上部の「被引用数」で並び替えをすることも可能です．

　また，画面左側にはさまざまなフィルター項目があり，出版年，分野，ドキュメントタイプ，所属機関などを細かく設定して検索することができます．

　提供元のクラリベイト社がオンライン上で「クイック・レファレンス・ガイド」（2017 年 10 月改訂版）[3]を公開しており，利用方法は比較的わかりやすいでしょう．

　クイック・レファレンス・ガイドは下記の URL に掲載されています．

Web of Science のクイック・レファレンス・ガイド

- https://clarivate.jp/wp-content/uploads/2017/10/wos_qrc_jp.pdf

---

　自身のメールアドレスを用いてサインインすれば，検索履歴の保存（**図 3**）やアラート機能も利用可能です．

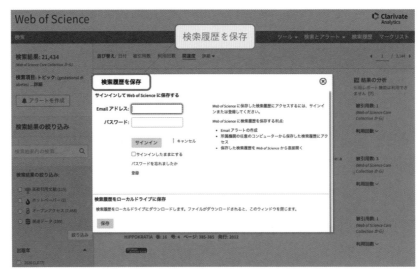

図3　検索履歴の保存（サインイン画面）

基本検索画面は下の図です（**図4**）.

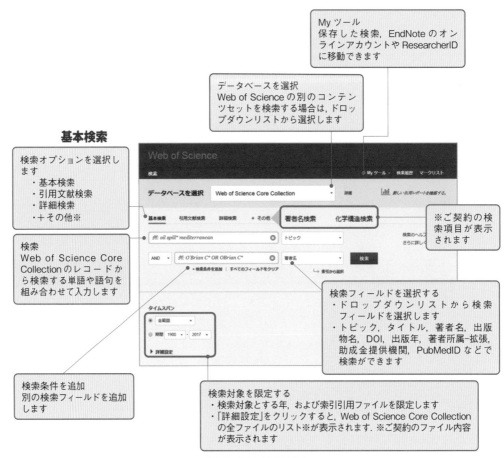

図4　基本検索画面

文献3より引用

コラム

インパクトファクターとは？

インパクトファクター（impact factor：IF）とは，あるジャーナルが引用された頻度を測る指標です．IF には 2-year IF と 5-year IF がありますが，IF といえば一般的には 2-year IF を指します．

例えばあるジャーナルの 2019 年の 2-year IF は以下のように計算されます．

2019 年の 2-year IF ＝（2017 年と 2018 年にジャーナルに掲載された論文が 2019 年に引用された回数）÷（2017 年と 2018 年にそのジャーナルに掲載された論文数）

多くのジャーナルのホームページのトップ画面に，IF が表示されています．

クラリベイト社は Web of Science をもとに各ジャーナルの IF を算出し，毎年 6 月頃に Journal Citation Reports として公表しています．各ジャーナルの IF を詳しく調べるには，クラリベイト社のアカウントを取得し，Journal Citation Reports を確認するとよいでしょう．図 5 の画面は，Journal Citation Reports のスタート画面です（https://jcr.clarivate.com/JCRLandingPageAction.action）．検索ボックスにジャーナル名を入力して検索できます（例では，AMERICAN JOURNAL OF INFECTION CONTROL と入力しています）．

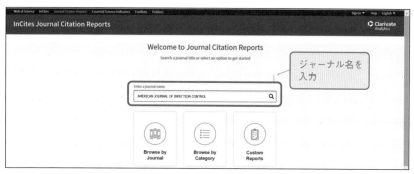

図 5　Journal Citation Reports のスタート画面

出力画面では，ジャーナル名，Web of Science で分類されている関連分野のカテゴリおよび最新の IF などが表示されます．さらに詳しく調べたい場合には，下記の情報をご参照ください．

クラリベイト社

- Journal Citation Reports〜ジャーナルインパクトファクターの調べ方〜 Quick Reference Guide（2019 年 11 月改訂）.
- https://clarivate.jp/wp-content/uploads/QRC_JCR_ImpactFactor.pdf

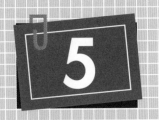

Cochrane reviews

　Cochrane reviews は，医療や健康政策に関する研究のシステマティック・レビューです．Cochrane 共同計画が発行する Cochrane Library（複数のデータベースからなる）の中核をなすデータベース「The Cochrane Database of Systematic Reviews（CDSR）」に収載されています．

Cochrane reviews

- https://www.cochranelibrary.com/cdsr/reviews

　CDSR は，特定のテーマに沿った論文のなかから一定の基準を満たしたものを収集・統合したシステマティック・レビューからなります．可能な場合にはメタアナリシスも実施され，治療・予防の効果が相対危険度（オッズ比など）の形で示されています．ただし，各研究のデザインがあまりにも異なる場合，測定されたアウトカムが十分に類似していない場合，または研究の質に懸念がある場合にはメタアナリシスは実施されないこともあります．

　Cochrane reviews の結果は診療ガイドラインの土台となることも多く，臨床現場の医療者にとっては標準的な治療を把握するために有用です．

　ただし，レビューは無料公開されているわけではないため，所属機関の契約状況を確認しておく必要があります．

　図 1 は，一例として，「Gynaecology」（婦人科疾患）で検索した結果の画像です．

88002-795 JCOPY

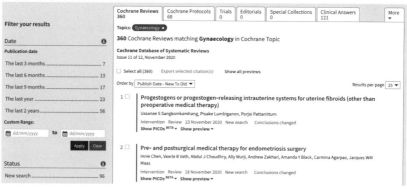

図 1　「Gynaecology」の検索結果

 Cochrane reviews の種別

1. 介入レビュー（Intervention reviews）

　医療や健康政策（health policy）に用いられる介入の有効性や有害事象を評価するものです．治療薬や手術のほかに，ワクチンの無償化・定期接種化などの政策介入も含まれます．

2. 診断検査精度レビュー（Diagnostic test accuracy reviews）

　特定の疾患の診断検査がどの程度の性能を発揮するかを評価するものです．検査精度の調査に加えて，結果が研究間で異なる可能性がある理由を調べ，代替検査の性能を比較し，読者がエビデンスを臨床的な文脈に当てはめることができるようにすることを目指します．検査精度の代表的な指標として，感度や特異度，陽性的中率や陰性的中率が頻用されます．

3. 方法論レビュー（Methodology reviews）

　システマティック・レビューや臨床試験がどのように実施され，報告されるかに関連する問題を取り上げるものです．適切に臨床試験が実施され，偏りなく結果が報告されるためにはどのような工夫が必要かを評価します．

4. 質的レビュー（Qualitative reviews）

　質的なエビデンス（qualitative evidence）を総合して，有効性（effectiveness）以外の介入の側面に関する疑問に対処することを目的としたものです．定性的システマティック・レビューともよばれ，各研究とそれらを反映したエビデンス総体のバイアス・リスクと非直接性の評価，エビデンス総体を構成する研究間の非一貫性，出版バイアスなどの評価と臨床的文脈の評価も含まれます．

5. 予後レビュー（Prognosis reviews）

　健康問題を抱えた人々の予後や将来の転帰を扱ったものです．

なお，これらのレビュー方法については，「コクラン介入のシステマティック・レビューのためのコクラン・ハンドブック」[4] および「診断検査精度レビューのためのコクラン・ハンドブック」[5] に詳細が記載されています．

2 Summary of findings

Summary of findings のテーブルは，レビューの主な所見を見やすくシンプルな表形式で示したものです．このテーブルで，エビデンスの質，介入の効果の大きさ，および主要アウトカムに関する利用可能なデータの統合結果がひと目でわかるようになっています．

例えば，「Lifestyle interventions versus usual care or diet alone for the treatment of women with gestational diabetes」というレビューでは，以下のように Summary of findings が掲載されています（**図 2**）．

図 2　Summary of findings の例

3 Cochrane Clinical Answers[6]

Cochrane Clinical Answers（CCA）は，Cochrane reviews の質の高い研究が，臨床家の

88002-795 JCOPY

視点で読みやすくまとめられています．質問と回答の形式で提示され，回答を裏付けるエビデンスは PICO（Patient, Intervention, Control, Outcome）の形式で提示されます．各 CCA は説明文（narrative）と説明図（graphics）が組み合わさって構成されており，視覚的にもわかりやすい内容となっています．

　CCA へのアクセスは，現在 Cochrane Library にアクセスできるアカウントに限られています．2021 年 3 月現在，約 2,500 の CCA を収録しています．

　例えば，「gestational diabetes」で検索すると 25 件の CCA がヒットします（**図 3**）．

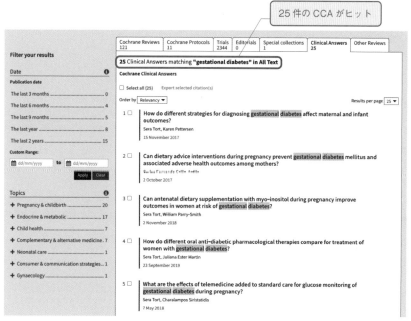

図 3　「gestational diabetes」の検索結果

6 UpToDate

UpToDate は，Wolters Kluwer 社が提供している臨床意思決定支援ツールです．約 7,000 名におよぶ世界中の医師が，最新文献情報と自身の臨床経験を統合し，UpToDate の原稿を執筆します．原稿は厳格な査読・編集を経たあとに公開されます．また，情報が高い頻度で更新されることも特徴の 1 つです．

UpToDate（日本語版）

- https://www.uptodate.com/home

今や UpToDate は，エビデンスに基づく診療指針として，多くの臨床家に支持されています．190 ヵ国以上の 190 万人を超える臨床家が UpToDate を利用しています．25 の専門領域にわたって掲載されているトピックは，1 日に 160 万回以上閲覧されています．

図 1 は UpToDate のトップ画面です．日本語での検索も可能です．UpToDate は PubMed や Embase，Web of Science などと異なり，「学術文献を集めたデータベース」ではなく，診療指針がまとめられたものです．このため，まさに「診療現場で目の前の患者さんにどのような検査・治療方針を立てたらよいのか？」という，クリニカル・クエスチョンの解決に役立ちます[7]．

UpToDate の利用は有料です．所属施設が施設利用契約していれば，その施設内では無料で利用できます．個人利用契約も可能であり，医師・薬剤師であれば年間利用料が 500 ドル程度，研修医・学生であれば 200 ドル程度です（長期契約では割引もあります）．

88002-795 JCOPY

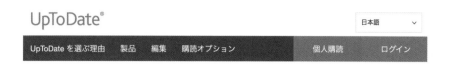

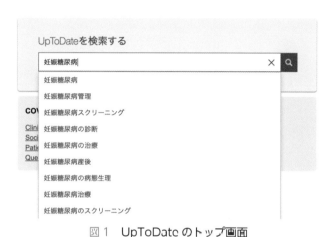

図 1　UpToDate のトップ画面

コラム

UpToDate が患者アウトカムを改善？

　UpToDate のウェブサイトに「UpToDate を選ぶ理由」というページがあります．そのなかに，UpToDate の有用性を示した数々の研究が紹介されています．これまで UpToDate は 80 件を超える研究で取り上げられており，その普及が患者ケアや医療の質の向上に結びつくことが長年に渡って確認されているとのことです[8]．

　その 1 つを紹介します．米国の National Inpatient Sample（NIS）に含まれる，UpToDate を導入している 1,017 病院と導入していない 2,305 病院の 2004〜2006 年の 3 年間の入院患者診療の成績を比べた研究です[9]．UpToDate を導入している病院はしていない病院に比べ，さまざまな疾患に対する治療の質が高く，入院期間の短縮および死亡率の低下が認められました．

　日本人を対象とした研究も 1 つ報告されています[10]．2014〜2015 年に 1 病院の外来に来院した 100 人の患者を後向きに検討した結果，UpToDate を使用する医師の誤診率は 2%，UpToDate を使用しない医師の誤診率は 24% でした．多変量ロジスティック回帰分析においても UpToDate の使用が誤診率の減少に有意に関連していることが示されました．

　UpToDate を導入しているような病院にはもともと優秀な医師が集まりやすく，そのために治療成績がよいのかもしれません．そのようなバイアスを取り除くためには，UpToDate の導入・非導入を無作為に割り付けるランダム化比較試験が理想的です．しかし，実際にそのようなランダム化比較試験の実施は困難でしょう．観察研究であっても，多数の研究で一貫して有効性が示されており，それらの研究結果は頑健（robust）であるといえるでしょう．

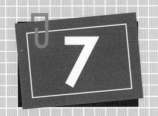

7 日本語文献のリソース

1 医中誌 Web

　医中誌 Web は国内医学論文情報のインターネット検索サービスであり，特定非営利活動法人の医学中央雑誌刊行会により提供されています（**図 1**）．前身の「医学中央雑誌」は冊子体で提供されていました．しかし 2003 年にサービス終了となり，現在はインターネットでの配信サービス「医中誌 Web」のみが利用可能となっています．

医中誌 Web
● https://search.jamas.or.jp

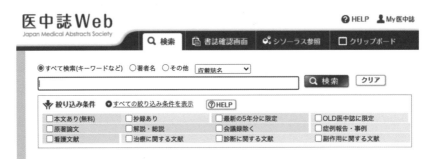

図 1　医中誌 Web のトップ画面

　教育機関・企業などの法人に提供される「医中誌 Web」と，個人ユーザーを対象とした「医中誌パーソナル Web」とがあります．両者は，データの内容や検索機能はほぼ同じです．どちらも有料であり，個人利用の場合，2,000～4,000 円の月額利用料がかかります．

　国内で発行される医学・歯学・薬学・看護学および関連分野の定期刊行物を対象としており，約 7,500 誌から収録した約 1,400 万件の論文情報が収載されています[11]．

　すべての原著論文について，該当する場合には「メタアナリシス」「ランダム化比較試験」

88002-795 JCOPY

「比較臨床試験」「比較研究」「診療ガイドライン」のいずれかの研究デザインのタグが付与されており，検索する際に便利です.

　一例として，「妊娠糖尿病」で検索した検索結果画面が**図 2** です.

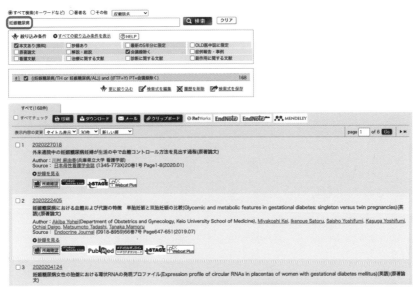

図 2　「妊娠糖尿病」の検索結果

　論文の情報として，「文献タイトル」「著者名（Author）」「著者所属機関名」「収載誌名（Source）および発行年月・巻号，収載頁」が掲載されます.

　検索結果のテキストファイルでのダウンロードやメール添付送信，RefWorks・EndNote といった文献管理ツールへのエクスポートも，画面上から実施できます（文献管理ツールについては第 4 章を参照）.

　検索結果には，各種オンライン・ジャーナルや PubMed などへのリンク・アイコンが表示されます. リンク先のサービスを契約している場合，あるいは論文が無料で公開されている場合には，アイコンをクリックするとその場ですぐに論文を読むことができます. また，法人に提供される「医中誌 Web」では，検索結果に蔵書検索（OPAC）やリンク・リゾルバへのリンク・アイコンが表示され，検索に続きすぐに所蔵を確認できます（利用機関における事前設定がされている場合に限られます）（**図 3**）.

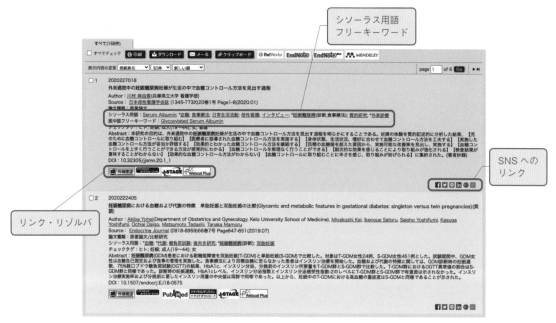

シソーラス用語
フリーキーワード

SNS への
リンク

リンク・リゾルバ

図3　法人に提供される「医中誌 Web」の検索結果

図4 は書誌確認の画面です.

医中誌**Web**
Japan Medical Abstracts Society

Q 検索　　📖 書誌確認画面　　🔧 シソーラス参照　　□ クリップボード

📖 **書誌確認画面**　⑦HELP

・ISSNは、ハイフンを入れても省いても検索できます。
・著者名の姓と名の間にはスペースを入れずに検索して下さい。

雑誌名		⦿部分一致 ○完全一致
ISSN		
発行年月	年　　月	
巻・号・開始ページ	巻　　号　　ページ	
著者名	□筆頭著者名に限定 □最終著者名に限定	⦿部分一致 ○完全一致
タイトル中のキーワード		
DOI		

Q 検索　　クリア

🔧 **収載誌名参照**

検 索　クリア　⦿部分一致 ○完全一致

図4　書誌確認画面

88002-795 JCOPY

2　CiNii

　CiNii（サイニィ）は，国立情報学研究所（National Institute of Informatics：NII）が運営する，日本語の原著論文，図書・雑誌や博士論文などの学術情報が検索できるデータベース・サービスです（**図5**）．無料で誰でも利用可能です．推奨ブラウザとして Mozilla Firefox，Google Chrome，Safari が指定されています．

　CiNii では主に以下の3つのツールが利用できます．

1．CiNii Articles—日本の論文をさがす

　学協会刊行物・大学研究紀要・国立国会図書館の雑誌記事索引データベースなどの学術論文情報を検索できます．

2．CiNii Books—大学図書館の本をさがす

　全国の大学図書館等が所蔵する本（図書・雑誌）の情報を検索できます．

3．CiNii Dissertations—日本の博士論文をさがす

　国内の大学および独立行政法人大学評価・学位授与機構が授与した博士論文の情報を検索できます．

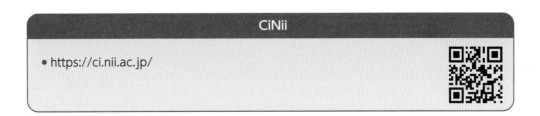

CiNii

- https://ci.nii.ac.jp/

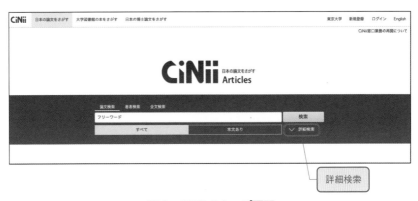

図5　CiNii のトップ画面

もっとも頻用される CiNii Articles について，利用方法を簡潔に説明した資料（PDF/PPT）が CiNii ウェブサイト[12]より閲覧・ダウンロード可能です．

　論文情報全体をキーワードで検索する「簡易検索」と，検索条件を細かく設定できる「詳細検索」が行えます．

　「簡易検索」では，フリーワード入力欄に入力した文字列が，登録されている論文のさまざまな情報（論文名，著者名，抄録など）のどこかに合致した論文を探し出します．ただし参考文献は検索対象ではありません．

　「詳細検索」では，検索語をどの項目に対して指定するのか，また複数の検索条件の関係（論理演算），発表された時期などを細かく指定することが可能です．「詳細検索」ボタンをクリックすることで，表示/非表示が切り替わります．項目間は AND 検索（入力した文字列の全てを含む結果を表示する）になります．

　なお，より複雑な検索方法についても，CiNii ウェブサイト[13]上に掲載されていますのでぜひご参照ください．

　一例として，「妊娠糖尿病」で検索した結果画面が**図 6** です．

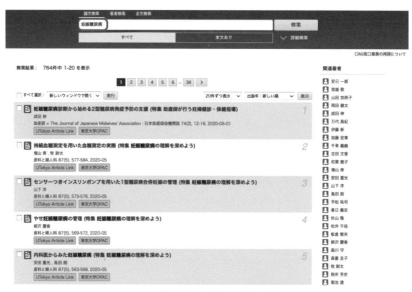

図 6　「妊娠糖尿病」の検索結果

　図 7 のように，被引用件数で並び替えが可能です．

88002-795 JCOPY

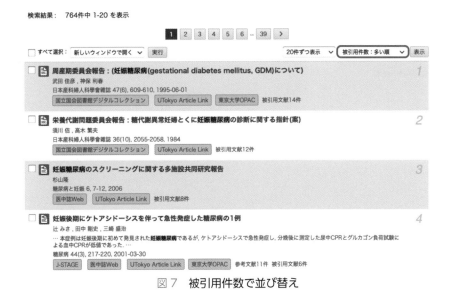

図7　被引用件数で並び替え

また，文献詳細ページは**図8**のようになります．

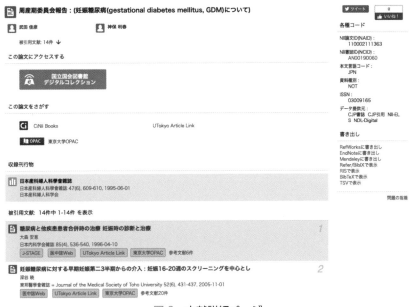

図8　文献詳細ページ

8 診療ガイドライン

1 Minds ガイドラインライブラリ

日本医療機能評価機構が実施している EBM 普及推進事業（Medical Information Distribution Service：Minds）が，厚生労働省委託事業の一環として運営しているウェブサイトです[14]．日本で公開された診療ガイドラインを評価し，掲載しているもので，非医療者・研究者向けの解説，診療ガイドラインの利用や作成に関する情報も提供しています．誰でも無料で利用が可能です．

2021 年 3 月現在，幅広い分野の最新版ガイドライン本文が 270 件以上掲載されています．一般の方向けのガイドライン解説も充実しています[15]．

Minds ガイドラインライブラリウェブサイト

• https://minds.jcqhc.or.jp/

トップ画面中央部にある「診療ガイドラインを探す」から，キーワードやカテゴリによる検索が可能です（**図 1**）．

88002-795 JCOPY

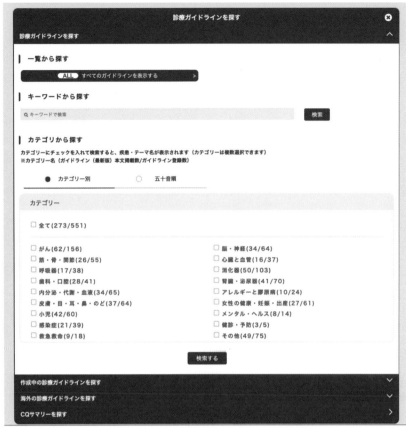

図 1　「診療ガイドラインを探す」画面

2　海外のガイドライン

　海外各国のガイドラインも，インターネット上でアクセス可能なものがあります．
ここでは，いくつかの例を紹介します．

1. NIH：Clinical Practice Guidelines[16]

　米国国立衛生研究所（National Institutes of Health：NIH）が提供するウェブサイトで，
主に米国の各専門領域の主要学会における診療ガイドラインを掲載しています（**図 2**）.

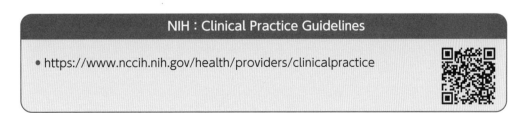

NIH：Clinical Practice Guidelines

• https://www.nccih.nih.gov/health/providers/clinicalpractice

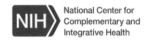

National Center for
Complementary and
Integrative Health

Home > Health Information > Resources for Health Care Providers
> Clinical Practice Guidelines

Clinical Practice Guidelines

"Clinical practice guidelines are systematically developed statements to assist practitioner and patient decisions about appropriate health care for specific clinical circumstances."*(Institute of Medicine, 1990)*

Issued by third-party organizations, and not NCCIH, these guidelines define the role of specific diagnostic and treatment modalities in the diagnosis and management of patients. The statements contain recommendations that are based on evidence from a rigorous systematic review and synthesis of the published medical literature.

These guidelines are not fixed protocols that must be followed, but are intended for health care professionals and providers to consider. While they identify and describe generally recommended courses of intervention, they are not presented as a substitute for the advice of a physician or other knowledgeable health care professional or provider.

図 2　NIH：Clinical Practice Guidelines

2.　Guideline Central[17]

　35 以上の学会組織と提携し 2,600 以上の無料でアクセス可能なガイドラインを掲載しています（**図 3**）.

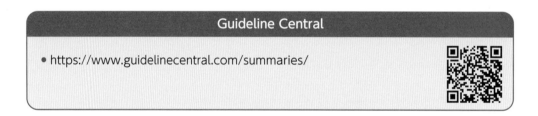

Guideline Central

- https://www.guidelinecentral.com/summaries/

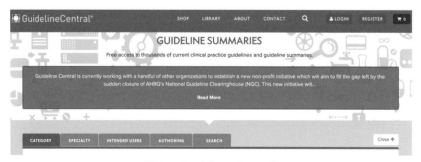

図 3　Guideline Central

88002-795 **JCOPY**

3. NICE Guidance[18]

英国国立医療技術評価機構（National Institute for Health and Care Excellence：NICE）が提供するウェブサイトで，NICE が作成したガイドラインを掲載しています（**図4**）．

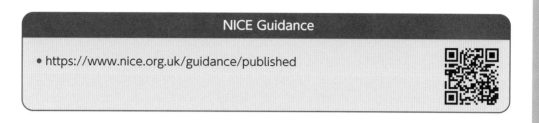

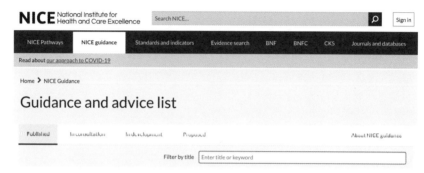

図 4　NICE Guidance

3 エビデンスレベルと推奨度

1. エビデンスレベル

ガイドラインはできるだけ科学的な評価に耐える知見をもとに作成されるべきです．そのため，先行研究におけるエビデンスの質について吟味することが不可欠です．

エビデンスの質には多くの要素がかかわります．このうち研究デザインがもっとも重要であり，研究デザインに沿って「エビデンスレベル」が類型化されます．一般に，臨床研究ではランダム化比較試験（randomized controlled trial：RCT）のエビデンスレベルが高いとされます．さらに RCT を複数集めて検討した系統的レビュー（systematic review）と，それらの結果を統計学的に統合したメタアナリシス（meta-analysis）がもっともエビデンスレベルが高いとされます．逆に，データによる根拠が明示されない「専門家の意見」などはエビデンスレベルが低いとされます．

表1は，「Minds 診療ガイドライン作成の手引き 2014」[19] で採用されているエビデンスレベルです．

表1 「Minds 診療ガイドライン作成の手引き 2014」のエビデンスレベル

I	システマティック・レビュー/RCT のメタアナリシス
II	1つ以上のランダム化比較試験による
III	非ランダム化比較試験による
IVa	分析疫学的研究（コホート研究）
IVb	分析疫学的研究（症例対照研究，横断研究）
V	記述研究（症例報告やケース・シリーズ）
VI	患者データに基づかない，専門委員会や専門家個人の意見

文献 19：福井次矢, 吉田雅博, 山口直人 編. Minds 診療ガイドライン作成の手引き 2007, 医学書院, 2007, p15

　表1 に示したエビデンスレベルは，あくまで研究デザインに基づく結論の強さの一般的な傾向を示すものに過ぎません．そのため，このようなエビデンスレベルの決め方は，今や時代遅れです．なぜならば，メタアナリシスであっても，検討に含まれた各 RCT の質が低い（サンプルサイズが非常に小さい，強いバイアスが含まれているなど）場合には，得られる結果の質も低くなるからです．「質の低い RCT」よりも，「質の高いコホート研究」のほうが，エビデンスレベルが高くなる可能性もあるからです．

2. GRADE システム

　近年の診療ガイドライン作成において，エビデンスレベルの評価に「GRADE（Grading of Recommendations Assessment, Development and Evaluation）システム」が多く用いられています[20]．

　GRADE システムでは，初期評価で RCT は「高」，観察研究は「低」と評価します．次に，欠陥（flaw）のある RCT やまばらな（sparce）データの RCT，複数の RCT 間で研究結果が一貫しない場合などでは，グレードダウンとなります．治療効果が非常に大きい（large magnitude of effect）場合や一貫した推定結果（consistency）の場合は，グレードアップされます．最終評価として，高（High），中（Moderate），低（Low），非常に低（Very low）の4段階のグレードがつけられます．

　GRADE システムは，エビデンスの質と推奨の強さを評価するための，体系的かつ透明性の高い手法です．国際的なメンバーから構成される GRADE ワーキンググループ[21] によって作成され，継続的な改訂も実施されています．海外では 100 を超える組織に採用されていると報告されています（図5）．Cochrane reviews や UpToDate も GRADE システムを採用しています．

　日本でも，いくつかの診療ガイドライン作成グループが GRADE システムを活用しています．なお，日本で実際に GRADE システムを用いてガイドラインが作成される際には，前述した Minds に公開されている「Minds 診療ガイドライン作成マニュアル Ver 2.0」[22] に準じて作成されることが一般的となっています．

88002-795

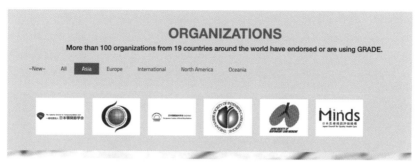

図 5　GRADE ワーキンググループウェブサイト（アジアでの採用例）

3.　推奨度

　ガイドラインでは，エビデンスレベルだけでなく推奨度を示すことが一般的です．クリニカル・クエスチョンごとにまとめたエビデンスの総体や，益と害のバランスなどに基づき，推奨度（グレード）が提示されます．各種ガイドラインによって推奨度の定義は異なる場合がありますが，一例として以下のように分類することがあります．

　　A.　行うよう強く勧められる

　　B.　行うよう勧められる

　　C.　行うことを考慮してもよいが，十分な科学的根拠がない

　　D.　行わないよう勧められる

日本の医療情報発信サイト

定期的な情報収集の手段として，日本の医学情報発信サイトを有効活用することも1つです．

m3.comは，医療従事者のみ利用可能な会員登録制の医療専門サイトです．主に「臨床・クイズ」のコンテンツの「臨床ダイジェスト」に，海外ジャーナルの新着論文の紹介がされています．疾患（分野）選択により対象論文を絞って閲覧することも可能です．さらに，「会員情報変更」のなかの「メールマガジン管理」という項目で，医療ニュースや臨床ダイジェストなどの配信設定を行うと，海外の新着論文の記事の見出しが定期的にメールに届くようになります．

CareNet.comは医療従事者に対し日常臨床に役立つ記事や動画を無料で提供する会員制の医学・医療情報サイトです．主に「論文/ニュース」のコンテンツの「新着ニュース」や「ジャーナル四天王」に，新着論文が紹介されています．米国のMedscape（医学ネットワークWebMD社が運営する世界最大の医学情報サイト）とも連携し，Medscapeから最新記事の一部を翻訳・掲載しています．こちらも「会員情報変更」のなかの「メールマガジン　購読の設定」から日刊の医療ニュースや診療科別マガジン，Medscapeマガジンの配信設定を行うことができます．

その他，医療者向けの無料会員サイトである，日経メディカルOnlineにも「海外論文ピックアップ」というコーナーがあり，また会員に届くメール（日経メディカルメール）の中に新着論文に関する案内があります．

以上のような医学情報発信サイトは，網羅的に自分のトピックをカバーしてくれるわけではありませんが，世界の最新の動向をつかむのに大変有用と思われます．

📖 参考文献

1) エルゼビア社のEmbase紹介ウェブサイト（日本語）.
https://www.elsevier.com/ja-jp/solutions/embase-biomedical-research

2) Research Tips：What's the difference between PubMed, Medline & Embase?
https://kemh.libguides.com/library/search_tips/faqs/difference_between_pubmed_medline_embase

3) Web of Science クイック・レファレンス・ガイド.
https://clarivate.jp/wp-content/uploads/2017/10/wos_qrc_jp.pdf

4) コクラン介入のシステマティック・レビューのためのコクラン・ハンドブック.
https://training.cochrane.org/handbook

5) 診断検査精度レビューのためのコクラン・ハンドブック.
https://methods.cochrane.org/sdt/handbook-dta-reviews

6) About Cochrane Clinical Answers.
https://www.cochranelibrary.com/cca/about

7) UpToDate ウェブサイト. UpToDate について.
https://www.uptodate.com/ja/home/about-us

8) Wolters Kluwer. UpToDate を選ぶ理由.
https://www.uptodate.com/ja/home/research

9) Isaac T, Zheng J, Ashish J.：Use of UpToDate and Outcomes in US Hospitals. J Hosp Med. 7（2）：85-90, 2012

10) Shimizu T, Nemoto T, Tokuda Y.：Effectiveness of a clinical knowledge support system for reducing diagnostic errors in outpatient care in Japan：A retrospective study. Int J Med Inform. 109：1-4, 2018

11) 医学中央雑誌刊行会ウェブサイト. 医中誌Webとは.
https://www.jamas.or.jp/service/ichu/

12) CiNii Articles – CiNii Articles を使いこなすために.
https://support.nii.ac.jp/ja/cia/manual_outline

13) CiNii Articles – マニュアル – キーワードによる論文検索方法.

https://support.nii.ac.jp/ja/cia/manual_keyword

14) Minds ガイドラインライブラリ. 遺伝性乳癌卵巣癌症候群（HBOC）診療の手引き 2017 年版.
https://minds.jcqhc.or.jp/n/med/4/med0339/G0001024

15) Minds ガイドラインライブラリ. ガイドライン解説一覧.
https://minds.jcqhc.or.jp/public_guideline/guideline_list

16) NIH：Clinical Practice Guidelines.
https://www.nccih.nih.gov/health/providers/clinicalpractice

17) Guideline Central.
https://www.guidelinecentral.com/summaries/

18) NICE Guidance.
https://www.nice.org.uk/guidance/published?type＝apg,csg,cg,cov,mpg,ph,sg,sc,dg,hst,ipg,mtg,qs,ta

19) 福井次矢, 吉田雅博, 山口直人 編. Minds 診療ガイドライン作成の手引き 2007, 医学書院, 2007

20) Guyatt GH, Oxman AD, Schünemann HJ et al. GRADE guidelines：a new series of articles in the Journal of Clinical Epidemiology. J Clin Epidemiol. 64（4）：380-382, 2011

21) GRADE working group ウェブサイト.
https://www.gradeworkinggroup.org/

22) 小島原典子, 中山健夫, 森實敏夫, 他 編. Minds 診療ガイドライン作成マニュアル Ver2.0（2016.03.15）.
公益財団法人日本医療機能評価機構.
http://minds4.jcqhc.or.jp/minds/guideline/pdf/manual_all_2.0.pdf

（参照 2021-4-26）

第1章

医学論文情報収集の手段

第2章

PubMed による
文献検索

本章では，英語の文献を検索する際にもっとも頻用されている PubMed について，より詳しく説明していきます．PubMed にはいくつも便利な活用方法があるため，ぜひ使いこなせるようになってください．

PubMed は 2019 年末に大幅なアップデートが行われたので，まずはその点について解説します．さらに，検索ボックスの基本的な使い方，Advanced Search の使い方，MeSH の活用法，文献検索結果の見方，Clinical Queries，My NCBI について解説します．

2019 年末の アップデート概要

新・旧 PubMed のインターフェース比較

　現在，PubMed 利用者のおよそ 20% はモバイル端末からアクセスしており，今後もモバイル端末からの利用者が増える可能性があります．そのため，モバイル端末からもアクセスしやすいデザインを目指して，2019 年のアップデートが行われました．

　旧バージョンではデスクトップ版とモバイル版とでデータベースシステムが別々になっており，モバイル版はデスクトップ版に比べて機能が豊富ではありませんでした．新バージョンでは，デスクトップ版もモバイル版も同等の機能が利用できます（**図 1**）．

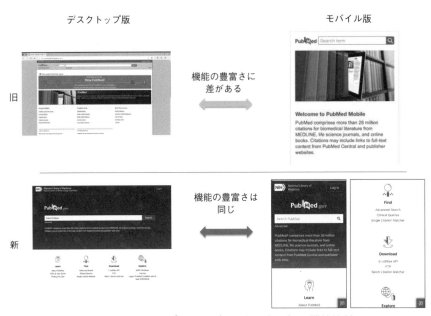

図 1　デスクトップ版とモバイル版の新・旧の機能比較

2 新バージョンの画面構成

　文献の出版年がヒストグラムで表示され，白丸をスライドすることで検索したい出版年の

88002-795 JCOPY

範囲を容易に変更できるようになりました（**図 2** ①）．

　新バージョンでは画面の左側にフィルター機能用のチェックボックスがあり，チェックするだけで簡単に限定検索ができます（**図 2** ②）．

　MeSH 用語検索のデザインがモバイル端末でも検索しやすいように変更されました（**図 2** ③）．

　なお，My NCBI に保存できる文献数について，旧バージョンは最大 600 文献までであったところ，新バージョンでは無制限になりました．また新バージョンでは，Search details の表示が検索画面で表示されなくなりました．

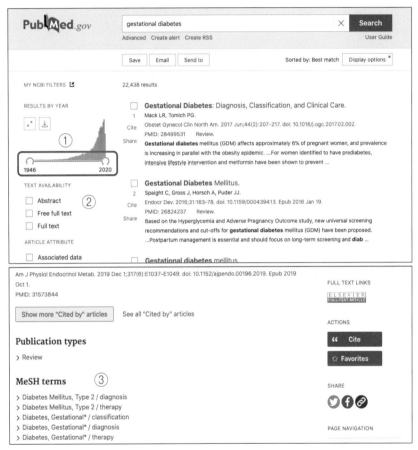

図 2　新バージョンの画面構成

3　Advanced Search Builder

　Advanced Search Builder のレイアウトと機能が変更されました（**図 3**）．新バージョンでは検索ボックスが 2 つに分割され，検索用語の選択と検索開始を 2 段階で行えるようになりました．また，検索履歴から検索用語の直接入力が可能になり，利便性が向上しています（Advanced Search Builder の使い方は後述します）．

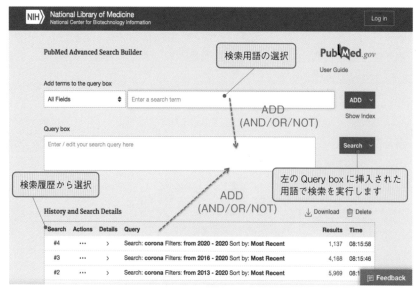

図3　Advanced Search Builder の画面

4　引用文献の出力機能

　文献を選択すると，画面右側に出力機能のリンクが置かれています（**図4**）．

　「Send to」→「My bibliography」とクリックすると，Google など自身が有しているアカウントを通じて My bibliography に気に入った文献を保存することができます．

　「Cite」をクリックすると，引用ダイアログボックスが開き，4種のフォーマット形式

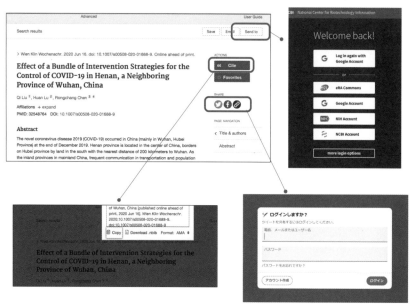

図4　引用文献の出力機能

88002-795 JCOPY

（AMA，MLA，APA，NLM）で引用情報が表示できます．文章をコピーしたり，Reference Information System（RIS）形式としてダウンロードしたりすることが可能です．

「Social media sharing」をクリックすると，Twitter，Facebook などの SNS に文献をシェアできます．

5　Feedback 機能

各画面の右下端に，「Feedback」バナーが表示されます（**図 5**）．PubMed の利用環境改善をスムーズにする目的で，こちらから利用者の意見を送信できます．

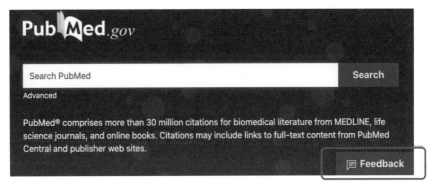

図 5　Feedback 機能

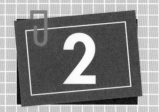

2 検索ボックスの使い方

1 検索ボックスの画面

　トップ画面に検索ボックスが表示されているため，ここから簡単に検索が開始できます（**図1**）．手順は，検索ボックスに好きなキーワードを入力し，「Search」をクリックするだけです．PubMed には Automatic Term Mapping（自動マッピング機能）が備わっているため，入力したキーワードを自動的に MeSH 用語や雑誌名などに変換して検索してくれます．

　なお，検索ボックスの下には「Advanced」が，画面右下には「MeSH Database」が置かれています．

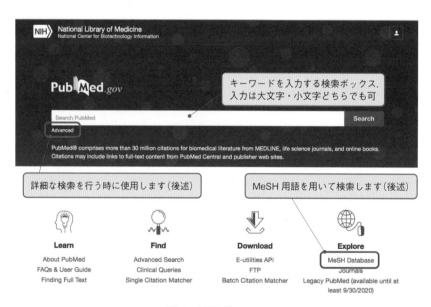

図1　検索ボックス

2 キーワード入力のルール

1．論理演算子（AND，NOT，OR）など

　図2のように「キーワード　論理演算子　キーワード」の並びで入力することにより，

ルールに沿った検索結果を導くことができます．なおキーワードの間にスペースだけをおくと，自動的に AND の扱いになります．

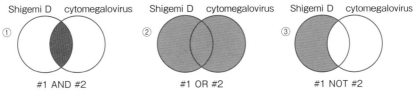

図 2　論理演算子

①著者が「Shigemi D」かつ主題「cytomegalovirus」
②著者が「Shigemi D」または主題「cytomegalovirus」
③著者が「Shigemi D」だが，主題「cytomegalovirus」以外のもの

"human papilloma virus" のように，" "（ダブルクォーテーション）で囲むとフレーズ検索を行います．語の順序も固定されます．なお，大文字と小文字は区別なくどちらも検索対象となります．

infect* のように，*（アスタリスク）をキーワードの後ろにつけると，前方一致検索ができます．infects，infection，infectious... など語尾変化を意識しない検索ができます．

infection AND（infant OR newborn）のように，論理演算子と括弧を組み合わせることもできます．通常の処理は左から右の順に行われますが，括弧を用いるとそちらが優先されます．

2. タグの活用

特定の項目を対象に検索したいときは，検索項目を指定するタグをつけて検索します（**表 1**）．

表 1　検索項目とタグについて

検索項目	タグ	入力例	説明
affiliation	[ad]	university of tokyo [ad] bunkyo-ku [ad]	著者の所属や住所など
author first author	[au] [1au]	fisher [au] fisher [1au]	著者名 第一著者
journal title abbreviation	[ta]	nature [ta]	雑誌名・略誌名・ISSN
language	[la]	english [la]	言語
Mesh Subject Headings Mesh Major Topic	[mh] [majr]	depression [mh] depression [majr]	MeSH 用語 MeSH 主要トピック
publication date	[dp]	2020 [dp]	文献が発表された年
publication type	[pt]	clinical trials [pt]	出版タイプ
unique identifiers	[uid]	32369685 [uid]	PubMed 文献番号

"publication type"（出版タイプ）については，**表 2** に示すようなものがあります．

表2 "publication type" の例

Case Reports	症例報告
Clinical Trial	臨床試験
Controlled Clinical Trial	比較臨床試験
Guideline	ガイドライン
Letter	レター
Meta-Analysis	メタアナリシス
Practice Guideline	診療ガイドライン
Randomized Controlled Trial	ランダム化比較試験
Review	レビュー論文
Validation Study	バリデーション研究

なお，PubMed のヘルプページ（https://pubmed.ncbi.nlm.nih.gov/help/#publication-types）により詳細な解説が掲載されています．

PubMed のヘルプページ内の "Publication type" の解説

- https://pubmed.ncbi.nlm.nih.gov/help/#publication-types

88002-795 JCOPY

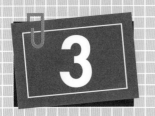

Advanced Search の使い方

1 Advanced Search の画面

Advanced Search では主に，検索項目（フィールド）の指定，Query box の編集，検索履歴の活用などが可能です（**図1**）．これらを組み合わせることで，効率のよい検索をする

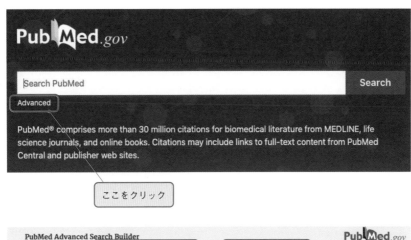

ここをクリック

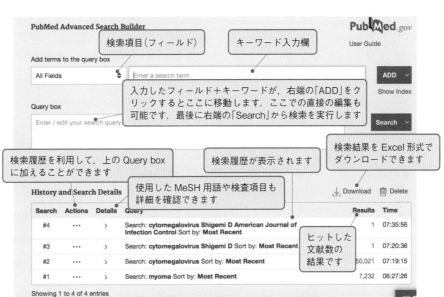

図1　Advanced Search の画面構成

ことが可能となります．この検索条件の設定ができる機能が Advanced Search Builder です．

Advanced Search Builder を使用する具体的な手順は，以下の通りです（**図2**）．
①希望する検索項目（フィールド）をプルダウンメニューから選びます．
②キーワードを入力すると候補語が表示されるので，1つを選択します．
③「ADD」をクリックすると下の Query box に用語が追加されます．
④「Search」をクリックすると検索が実行され，文献リストの表示画面に移ります．

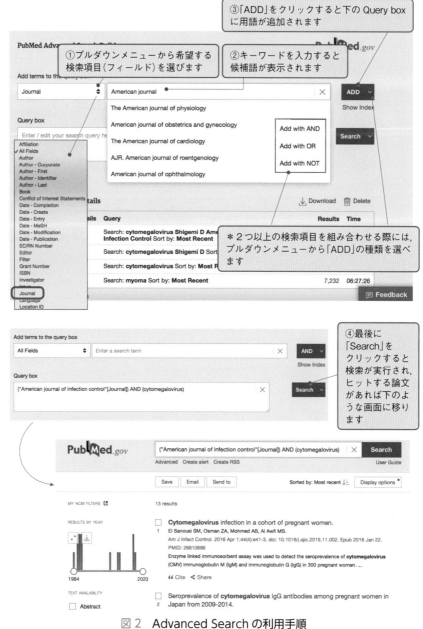

図2 Advanced Search の利用手順

88002-795 JCOPY

2　フィルター機能を用いた絞り込み

　フィルター機能は，さらに細かい絞り込みを行いたいときに便利です．フィルターは，検索結果の画面の左側に項目ごとに並んでいます（**図3**）．いずれかをクリックするたびに，限定された結果表示に更新されます．同時に複数のフィルター設定も可能です．

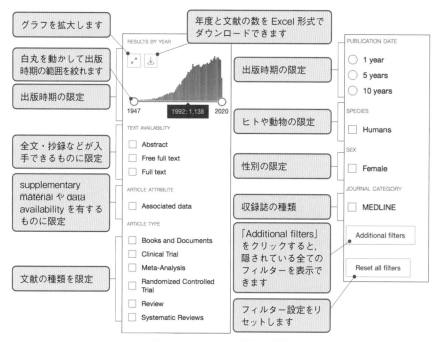

図3　フィルター機能の説明

4 MeSH の活用

　MeSH（Medical Subject Headings）とは，米国国立医学図書館（National Library of Medicine：NLM）が作成するシソーラスです．シソーラスとは，さまざまな医学用語をできるだけ統一して利用できるようにした用語集を意味します．

　MEDLINE に収録されている書誌情報は，MeSH に基づいて索引付け作業が行われています．論文の主題を表す検索語（キーワード）として，「MeSH 用語」が付与されます（1 文献につき約 10～20 語）．そのなかでも中心的主題を表すキーワードは Major Topic とよばれ，2～3 語が付与されます．

　例えば，「癌」を扱った論文に対して，「Neoplasm」「Cancer」「Tumor」などさまざまな用語が使用されていますが，MeSH 検索で「Cancer」と検索すると，同義語は統一されたキーワードとして検索が可能になります．

　MeSH 用語で検索する方法としては，下記の 3 通りがあります．

・Automatic Term Mapping を利用する
・MeSH 用語に限定して検索する
・MeSH Database を利用する

1 Automatic Term Mapping を利用する

　主題からの検索で，思いつく用語（医学用語，疾患名，薬品名，雑誌名，著者名など）をキーワードとして入力し，「Search」をクリックします．

　Automatic Term Mapping（自動マッピング機能）が働き，入力したキーワードを自動的に，索引語である MeSH 用語や雑誌名などに変換して検索してくれます（図 1）．

88002-795 JCOPY

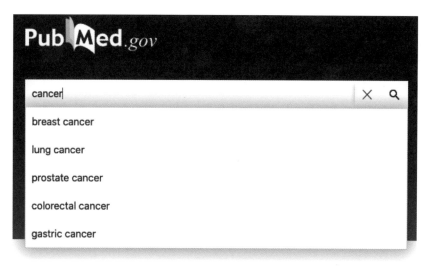

図 1　Automatic Term Mapping

2　MeSH 用語に限定して検索する

　検索項目の後ろに［mh］や［majr］をつけることで，MeSH 用語に限定して検索することができます（**図 2**）．

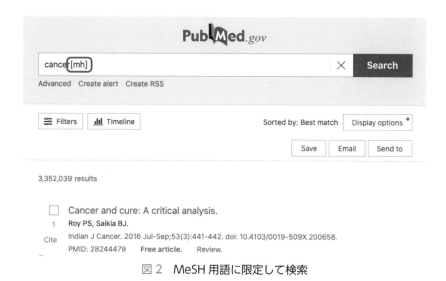

図 2　MeSH 用語に限定して検索

3 MeSH Database を利用する

　トップ画面右下に表示される「MeSH Database」から，MeSH 用語の検索が可能です（**図3**）．ここから MeSH 内での同義語を探したり，それぞれの用語の詳細を確認したりすることができます．

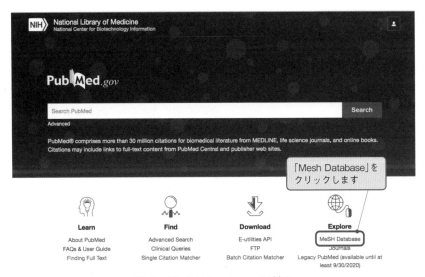

図3　MeSH Database を利用

　クリックすると，**図 4** のような画面に移ります．今回は「cancer」に関連した MeSH 用語を検索することにします．

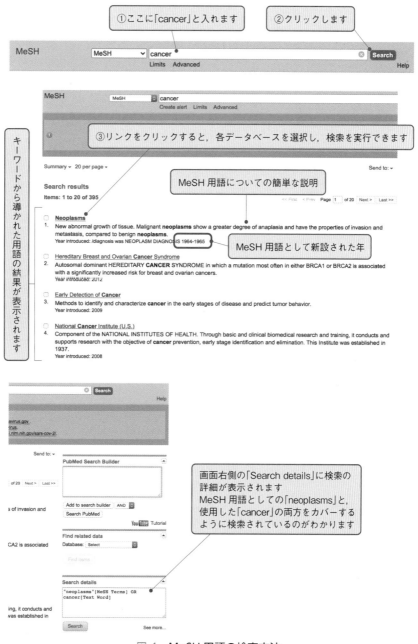

図 4　MeSH 用語の検索方法

　図 4 で「Neoplasms」を選択すると**図 5** の画面に移り，MeSH 用語としての詳細が確認できるほか，そのままさまざまな条件で検索に進むことも可能です．

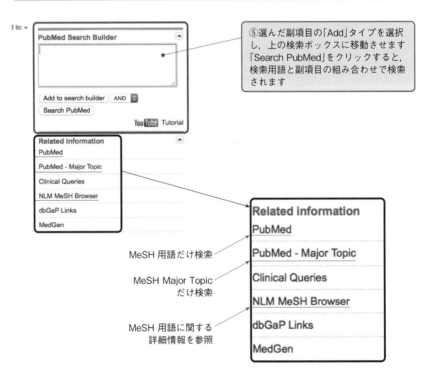

Full ▾　　　　　　　　　　　　　　　　　　　　　　　　　　　　Send t

④副項目を選びます
（複数選択可能）

Neoplasms

New abnormal growth of tissue. Malignant neoplasms show a greater degree of anaplasia and have the properties of invasion and metastasis, compared to benign neoplasms.
Year introduced: /diagnosis was NEOPLASM DIAGNOSIS 1964-1965

PubMed search builder options
Subheadings:

- ☐ abnormalities
- ☐ administration and dosage
- ☐ analysis
- ☐ anatomy and histology
- ☐ antagonists and inhibitors
- ☐ biosynthesis
- ☐ blood
- ☐ blood supply
- ☐ cerebrospinal fluid
- ☐ chemical synthesis
- ☐ chemically induced
- ☐ chemistry
- ☐ classification
- ☐ complications
- ☐ congenital
- ☐ cytology
- ☐ diagnosis
- ☐ diagnostic imaging
- ☐ diet therapy
- ☐ drug effects
- ☐ drug therapy
- ☐ economics
- ☐ education
- ☐ embryology
- ☐ enzymology
- ☐ epidemiology
- ☐ ethnology
- ☐ etiology
- ☐ genetics
- ☐ growth and development
- ☐ history
- ☐ immunology
- ☐ injuries
- ☐ innervation
- ☐ isolation and purification
- ☐ legislation and jurisprudence
- ☐ metabolism
- ☐ microbiology
- ☐ mortality
- ☐ nursing
- ☐ organization and administration
- ☐ parasitology
- ☐ pathogenicity
- ☐ pathology
- ☐ pharmacology
- ☐ physiology
- ☐ physiopathology
- ☐ prevention and control
- ☐ psychology
- ☐ radiation effects
- ☐ radiotherapy
- ☐ rehabilitation
- ☐ secondary
- ☐ statistics and numerical data
- ☐ supply and distribution
- ☐ surgery
- ☐ therapeutic use
- ☐ therapy
- ☐ transmission
- ☐ transplantation
- ☐ ultrastructure
- ☐ urine
- ☐ veterinary
- ☐ virology

☐ Restrict to MeSH Major Topic.
☐ Do not include MeSH terms found below this term in the MeSH hierarchy.

d to: ▾

PubMed Search Builder ▲

Add to search builder　AND ◇
Search PubMed

You[Tube] Tutorial

⑤選んだ副項目の「Add」タイプを選択
し，上の検索ボックスに移動させます
「Search PubMed」をクリックすると，
検索用語と副項目の組み合わせで検索
されます

Related information ▲
PubMed
PubMed - Major Topic
Clinical Queries
NLM MeSH Browser
dbGaP Links
MedGen

MeSH 用語だけ検索

MeSH Major Topic
だけ検索

MeSH 用語に関する
詳細情報を参照

Related information
PubMed
PubMed - Major Topic
Clinical Queries
NLM MeSH Browser
dbGaP Links
MedGen

図 5　MeSH 用語の詳細確認の手順

88002-795 [JCOPY]

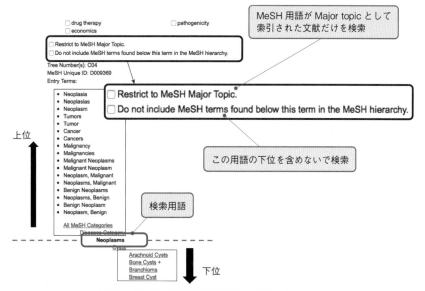

図 5　MeSH 用語の詳細確認の手順（つづき）

5 文献検索の結果

1 画面の見方

　これまでさまざまな検索方法を紹介してきましたが，ここでは結果の画面について説明していきます．検索ボックスにキーワードを入力して検索を実行すると，該当する文献一覧が表示されます．各アイコンは**図1，2**に示すような機能をもっています．

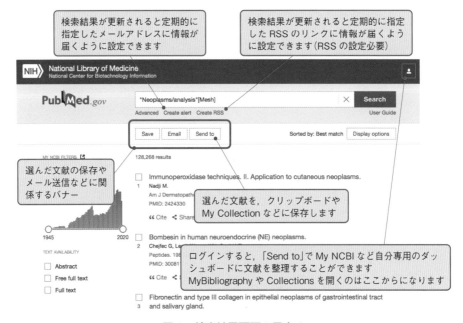

検索結果が更新されると定期的に指定したメールアドレスに情報が届くように設定できます

検索結果が更新されると定期的に指定した RSS のリンクに情報が届くように設定できます（RSS の設定必要）

選んだ文献の保存やメール送信などに関係するバナー

選んだ文献を，クリップボードや My Collection などに保存します

ログインすると，「Send to」で My NCBI など自分専用のダッシュボードに文献を整理することができます
MyBibliography や Collections を開くのはここからになります

図1　検索結果画面の見方1

＊RSS とは，ウェブサイトの更新情報を配布するためのデータ形式の1つです．

88002-795 JCOPY

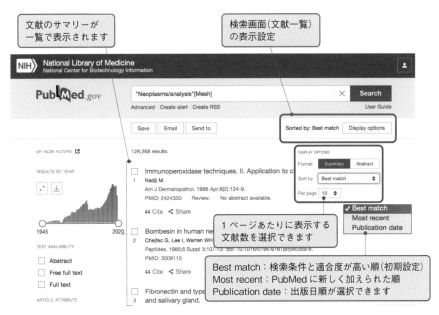

図 2　**検索結果画面の見方 2**

　次に，文献一覧のサマリについて説明します．ここには表題，著者情報，書誌情報，PMID（各レコード固有の番号），アブストラクトの一部が表示されています（**図 3**）．

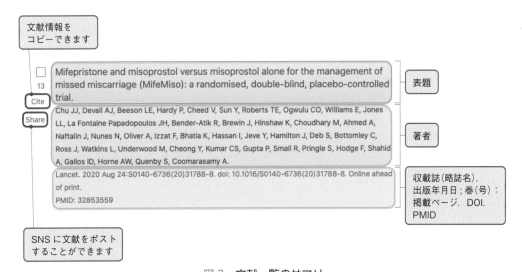

図 3　**文献一覧のサマリ**

　検索結果画面の上部に表示されている「Save」，「Email」，「Send to」は，それぞれ「選んだ文献をダウンロード・保存する」，「選んだ文献をメールで送信する」，「選んだ文献をさまざまなリンクへ送る」機能をもっています（**図 4**）．文献リストをダウンロードして自身で編集・整理・保管したり，他の研究者へ文献情報をシェアしたりする際に活用できます．

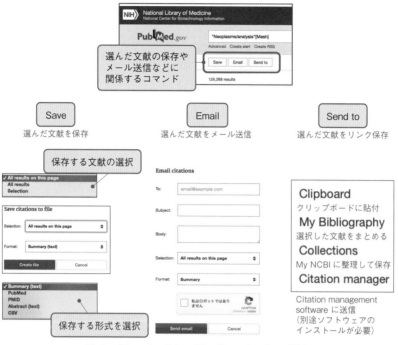

図4 「Save」，「Email」，「Send to」の機能

2 文献情報の詳細の見方

　文献サマリ一覧から，1つ文献を選んでクリックすれば，詳細情報が閲覧できます．書誌情報，表題，著者名，所属機関，PMID，DOIに続いて，アブストラクトが掲載されています（一部，アブストラクトのない文献もあります）．

　画面を下に進めると，「Similar articles」（類似した内容であると機械的に判定された文献一覧）や「Cited by」（この文献を引用している，PubMedに掲載されている他の文献一覧）も確認ができます．

　「Similar articles」の最下段に表示されている「See all similar articles」をクリックすれば，類似した内容の文献一覧を全て表示できるため，似たテーマの文献を探す際に便利でしょう．

　また，さらに画面を下に進めると，「Publication types」（公的機関による支援を受けているか），「MeSH terms」（関連するMeSH用語一覧）も掲載されています．

88002-795 JCOPY

コラム

プレプリントサーバー「medRxiv」

　プレプリントサーバーとは，査読前の論文を掲載し，新しい知見を迅速に共有し，読者からフィードバックを受けることができるオンラインのプラットフォームです．特に査読に時間がかかる分野で，研究者がいち早く自分の発見をアピールするためのツールとして用いられています．1991 年から始まった物理学や数学などのプレプリントサーバーである arXiv（アーカイブ）などが有名です．

　medRxiv（メッドアーカイブ）とは，2019 年 6 月に開始された健康科学（health science）分野のプレプリントサーバーです．米国のコールド・スプリング・ハーバー研究所とイエール大学，および英国の医学系雑誌出版社 British Medical Journal（BMJ）が共同運営しています[1]．なお，コールド・スプリング・ハーバー研究所は，すでに 2013 年 11 月に生物学（biology）のプレプリントサーバーとして bioRxiv（バイオアーカイブ）を立ち上げています[2]．

　2020 年に新型コロナウイルスが世界的に流行し，新型コロナウイルスに関する数多くの研究が医学情報サイトに取り上げられるようになりました．その頃から，しばしば「本研究は medRxiv に掲載されています」といった表現を目にするようになりました．

　medRxiv に投稿された論文には，DOI（digital object identifier）が付与され，検索したり引用したりできるようになります．例えば，2020 年 4 月に BMJ 誌に掲載された新型コロナウイルスの予測モデルについてのシステマティックレビューでは，medRxiv や bioRxiv の論文が多数引用されています[3]．

　ただし，medRxiv のスタート画面には，以下のように赤字で大きく注意書きが示されています．

　　「注意：プレプリントは，査読で認められていない研究の予備的な報告です．これらの報告は，臨床のプラクティスや健康関連の行動の指針となるものではなく，確立された情報としてニュースのメディアで報道されるべきではありません．」

　なお，medRxiv に掲載された論文の多くは，その後は査読があるジャーナルに投稿され，アクセプトされた際には medRxiv に掲載されているほうの論文のなかにも「Now published in ○○（ジャーナル名）doi：○○（そのジャーナルで与えられた DOI）」と追記されるようになります．

Clinical Queries

「Clinical Queries」は，目的の臨床医学テーマにぴったりの文献を短時間に複数探したいときに便利です．名称からもわかる通り，臨床医学における文献検索を想定した検索機能になっており，疾患についての病因や予後，診断，治療について簡単に検索できます．1つのキーワードに対して3種類の検索フィルターをかけることで，一括して検索することが可能です．

PubMed トップ画面の下部から「Clinical Queries」検索画面に移ることができます（**図1**）．

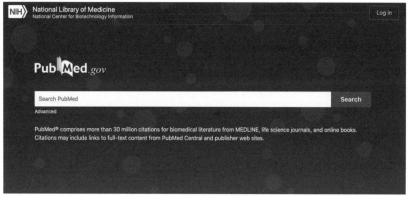

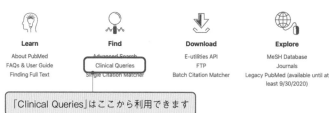

図1 「Clinical Queries」への移動

　検索画面では，キーワードを入力して「Search」をクリックすると，「Clinical Study Categories」などに分かれて文献一覧が表示されます（**図 2**）.

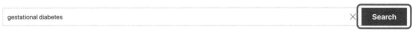

図 2　文献一覧

　このとき，以下の条件を設定することで 1 つのテーマに関してさまざまな切り口での文献検索を行うことができます.

　Clinical Study Categories の検索画面では以下のようにカテゴリーを選択できます（**図 3**）.

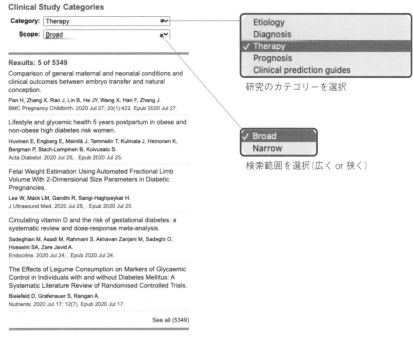

図 3　Clinical Study Categories

・Category：研究のカテゴリーを選択します. 上から「Etiology（病因）」,「Diagnosis（診断）」,「Therapy（治療）」,「Prognosis（予後）」,「Clinical prediction guides（臨床予測指針）」です.

・Scope：検索範囲を選択します. 上から「Broad（広めに漏れなく）」,「Narrow（狭く精度を上げて）」です.

7 My NCBI

PubMed には My NCBI という機能が備わっています．①検索結果の保存，②検索式の記録，③文献更新情報の受け取り（保存した検索式の結果を定期的に自動で通知してくれる）などの便利な機能が揃っています．

1 My NCBI への登録

無料で自身のアカウントを作成できます．PubMed のトップ画面右上の「Log in」から作成しましょう．アカウント作成後はここからログインすることが可能です．

アカウントを作成し，ログインした状態だと，画面右上の「Log in」が人のマークに変わります（**図1**）．ここをクリックすると，「Dashboard」や「Publications」の機能へジャンプできます．

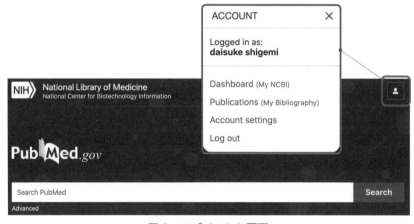

図1 ログインした画面

2 Dashboard 機能

図1から「Dashboard」をクリックすると，自身の「My NCBI 管理画面」に移ります（**図2**）．

88002-795 JCOPY

ここでは，以下の操作が可能です．

・PubMed 検索の実施（通常と同様に PubMed で文献を検索できます）

・My Bibliography で自著の文献管理（自身が著者である論文の管理ができます）

・検索履歴などの確認

・検索式の保存（よく使うオリジナルの検索式を保存，使用できます）

・文献検索結果の保存

・検索時のフィルター設定（オリジナルでフィルターを組み合わせた設定が可能です）

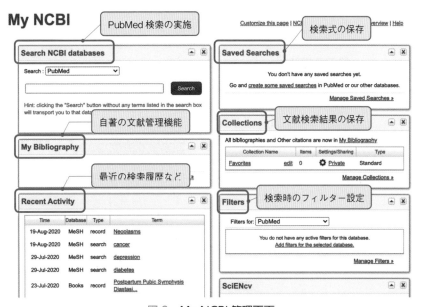

図2　My NCBI 管理画面

3　アラート機能

　検索式の保存（「Saved Searches」）をすることで，指定した検索式で新たにヒットした文献を自動でメール通知してくれる「アラート機能」の設定が可能です（**図3**）．

　まず，検索ボックスから任意のキーワードで検索を実行します．すると，検索結果画面の検索ボックス下部に「Create alert」があるので，ここからアラート機能の設定ができます．

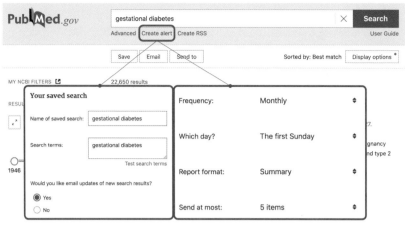

図 3　アラート機能

ジャーナルのアラート機能

　PubMed や Google Scholar のアラート機能だけではなく，自身の臨床や研究に関係のあるジャーナルのアラート機能を利用することをお勧めします．ほとんど全ての医学ジャーナルはメールによるアラートのサービスを備えており，各ジャーナルのウェブサイトから簡単に設定することができます．週～月 1 回の出版のタイミングで目次（Table of contents）が配信されたり，新しい論文がオンライン公表（online first）される度にメール配信されたりします．

　例えば，臨床の 4 大ジャーナル（New England Journal of Medicine，Lancet，JAMA，BMJ）と自身の専門分野のジャーナル複数個について，これらのメールアラートを設定しておくという利用法もあります．

　すべてを読む必要はなく，メール内に記載されたタイトルだけさっと目を通し，興味をもった論文に限ってアブストラクトを読んだりフルテキストをダウンロードしたりするのもよいでしょう．

　Online first の論文のメール配信サービスを利用する場合，ジャーナルによっては相当な頻度でメールが届きますので，普段の仕事に使うメールアドレスとは別に，アラートメール受信用のメールアドレスを作るのもよいかもしれません．

📖 参考文献

1）medRxiv ウェブサイト．
　　https://www.medrxiv.org/
2）bioRxiv ウェブサイト．
　　https://www.biorxiv.org/
3）Wynants L, Van Calster B, Collins GS et al.：Prediction models for diagnosis and prognosis of covid-19：systematic review and critical appraisal. BMJ. 369：m1328, 2020
（参照 2021-4-26）

第 3 章

Google Scholar による
文献検索

Google Scholar は，2004 年に米国 Google 社が設立した学術論文検索用エンジンです．インターネット上に公開されているドキュメント情報を網羅的・自動的に集めたデータベースです．無料で多くの学術情報が提供されており，普段から Google 検索を使っている人にとっては馴染みやすいといえるでしょう．

なお，Google Scholar は，PubMed のように人の手で構築・管理されたデータベースではありません．Google のシステムによって，機械的にインターネット上のドキュメント情報をクロール（収集・把握・選別）し，Google Scholar に集積しています．

本章では，Google Scholar の検索方法や結果の見方について説明します．

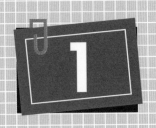

Google Scholar の特徴

　Google Scholar に収載されている文献には，査読論文，学位論文，査読前論文，書籍，テクニカルレポート，さまざまな情報源（大学・研究機関，学術団体，職能団体，出版社など）からの記事などがあり，非常に幅広いことが特徴です．

　Google Scholar の主な長所・短所は以下のようにまとめられます（**表1**）．

　端的には，「簡単に幅広く検索をかけられるが，ノイズも多い」といえるでしょう．

表1　Google Scholar の主な長所・短所

長所	短所
膨大な量のデータをカバーしている．	要約だけでなく全文を検索するため，異なった趣旨の文献も検索結果に混じりやすい（＝ノイズが多い）．
検索ワードを検索ボックスに入力するだけで簡便に検索できる．	厳密には学術情報とはいえない情報も混じっている（小説など）．
医学・生物学領域に限らず，自然科学，社会科学など幅広い分野の情報を検索できる．	

コラム

巨人の肩の上に立つ

　Google Scholar のスタート画面では，英語版では「Stand on the shoulders of giants」，日本語版では「巨人の肩の上に立つ」という言葉が書かれています．この言葉は，12 世紀にフランスの哲学者ベルナールの著書のなかで用いられた記録が残っています．その後 17 世紀に，英国の科学者アイザック・ニュートンが友人への手紙のなかで「If I have seen further it is by standing on the shoulders of Giants」と記したことで広く知れ渡るようになったそうです．

　日本でも，ノーベル物理学賞を受賞した江崎玲於奈氏が，「私のエサキダイオードや半導体人工超格子の仕事を考えても，ブロッホ，ゼーナー，ショックレーなどの巨人の肩の上で成したのだといえるでしょうし，また，私の肩の上でも新しい仕事が次々と成されているのが現状です」と述べています[1]．

　自らの業績は先人や他の研究者の業績の上に積み重ねられるものであり，その自分の成し遂げたことがまた次の世代の礎になる，というアカデミズムの考え方を反映している言葉ととらえることができます．

88002-795 JCOPY

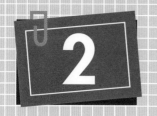

2 検索の手順

2 検索の手順

第3章

Google Scholar による文献検索

Google で「Google Scholar」と検索すれば，検索結果のもっとも上部に出現します．
Google Scholar のトップ画面は以下です（**図 1**）.

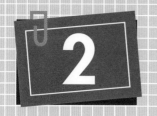

○ すべての言語　● 英語 と 日本語のページを検索
図 1　Google Scholar のトップ画面

　検索ボックスに任意のキーワードを入れて検索（右端の虫眼鏡アイコン）するだけです．
英語でも日本語でも検索可能ですが，それぞれの該当する文献のみがヒットします．
　なお，検索の際にいくつかのルールがあるので覚えておきましょう．以下で使用する記号
は全て半角英数字で入力してください．

1 AND 検索

　キーワードの全てを含んだ検索を行う場合，キーワード同士の間をスペースで区切りま
す．自動的に「AND（かつ）」と認識されます．
　（例）cytomegalovirus treatment
「cytomegalovirus と treatment を両方とも含むもの」を検索します．

2 NOT 検索

　キーワードの間にマイナス「-」を入れます．マイナスの前にスペースを入れますが，後
ろには不要です．
　（例）cytomegalovirus -treatment
「cytomegalovirus を含むが treatment を含まないもの」を検索します．

3 OR 検索

どちらかのキーワードを含んだ検索を行う場合, キーワードの間に「OR」を挟みます. 前後にスペースが必要です.

(例) cytomegalovirus OR treatment

「cytomegalovirus または treatment を含むもの」を検索します.

4 フレーズ検索

フレーズとして検索する場合は, 「" "」で複数の語を挟みます. これを活用することで検索結果のノイズを減らすことができるため, 積極的に利用しましょう.

(例) "premature labor"

5 ワイルドカード検索

キーワードが曖昧な場合や任意の言葉を入れて検索する場合に便利です. 例えば, 炎症性●●疾患を検索したいときは, ●●の位置に「*」をつけます.

ただし, キーワードによっては, ヒットする件数が非常に多くなる場合があるので, 注意が必要です.

(例) "炎症性*疾患"

6 タイトル検索

タイトルにキーワードを含むものを検索する場合は, キーワードの前に「intitle:」をつけることで, タイトルのみに絞った検索が可能です.

(例) intitle: "preterm labor"

7 著者名検索

著者名で検索する場合は, キーワードの前に「著者:」または「author:」をつけます.

(例) 著者: 重見大介

(例) author: Shigemi Daisuke

88002-795 JCOPY

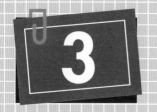

3 検索結果

1 検索結果画面の見方

　検索を実行すると，結果画面が表示され，文献情報サマリの一覧が確認できます（**図1**）．画面左端のフィルター機能でさらに絞り込んだり（**図2**），文献情報の右側に表示される無料閲覧リンクから文献にアクセスしたりすることが可能です．

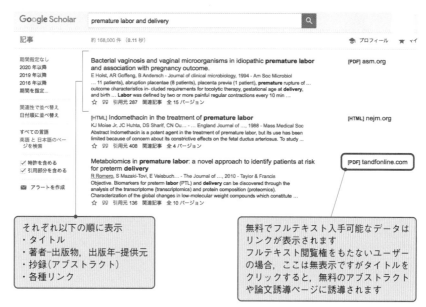

それぞれ以下の順に表示
・タイトル
・著者-出版物，出版年-提供元
・抄録（アブストラクト）
・各種リンク

無料でフルテキスト入手可能なデータはリンクが表示されます
フルテキスト閲覧権をもたないユーザーの場合，ここは無表示ですがタイトルをクリックすると，無料のアブストラクトや論文誘導ページに誘導されます

図1　検索結果

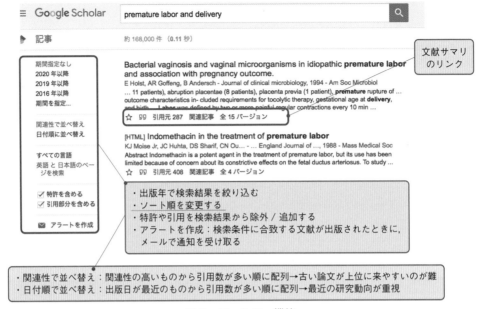

図2 フィルター機能

　文献情報サマリに付記されている各種リンクは非常に便利な機能を有しており，ぜひ有効活用してください（**表1**）.

表1 文献情報サマリのリンク

☆	この結果を，マイライブラリに保存（Google のアカウントが必要）
99	この文献の引用情報を出力
引用元	この文献を引用している文献を Google Scholar 上で表示
関連記事	この文献に関連している文献を Google Scholar 上で表示
全バージョン	この文献の別バージョン（すなわち，別の提供元によるバージョンや著者が公開しているバージョン［著者稿］など）を表示

　「99」（文献の引用情報を出力）をクリックすると，以下のような表示が出ます（**図3**）.MLA，APA，ISO690 の各フォーマットから好きなものを選んでコピーすることが可能です．論文執筆時の参考文献記載の際に便利です.
　また，ここから EndNote や RefWorks などの文献管理ツールへ出力することもできます.

88002-795 JCOPY

引用

MLA　Shigemi, Daisuke, et al. "Laparoscopic compared with open surgery for severe pelvic inflammatory disease and tubo-ovarian abscess." *Obstetrics & Gynecology* 133.6 (2019): 1224-1230.

APA　Shigemi, D., Matsui, H., Fushimi, K., & Yasunaga, H. (2019). Laparoscopic compared with open surgery for severe pelvic inflammatory disease and tubo-ovarian abscess. *Obstetrics & Gynecology, 133*(6), 1224-1230.

ISO 690　SHIGEMI, Daisuke, et al. Laparoscopic compared with open surgery for severe pelvic inflammatory disease and tubo-ovarian abscess. *Obstetrics & Gynecology*, 2019, 133.6: 1224-1230.

BibTeX　　EndNote　　RefMan　　RefWorks

図 3　文献の出力形式

2　ユーザープロフィール

　検索の際にアカウント登録された著者名がヒットすると，その著者のプロフィールや執筆論文・書籍一覧が参照できます（**図 4**）．

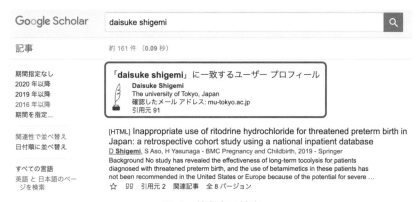

図 4　著者名で検索

　ユーザープロフィールに表示された著者名をクリックすることで，文献一覧を参照できます．同時に，被引用数や，その経年変化を一目で把握できます（**図 5**）．
　自身のアカウントを作成すれば，これまでの研究業績をまとめて参照・把握できるため，業績管理や他の研究者への自己紹介，そしてモチベーション維持に役立ちます．

Daisuke Shigemi

The university of Tokyo, Japan
確認したメール アドレス: m.u-tokyo.ac.jp
Obstetrics and gynecology　clinical epidemiology

タイトル	引用先	年
Seroprevalence of cytomegalovirus IgG antibodies among pregnant women in Japan from 2009-2014 D Shigemi, S Yamaguchi, T Otsuka, S Kamoi, T Takeshita American journal of infection control 43 (11), 1218-1221	31	2015
Safety of laparoscopic surgery for benign diseases during pregnancy: a nationwide retrospective cohort study D Shigemi, S Aso, H Matsui, K Fushimi, H Yasunaga Journal of minimally invasive gynecology 26 (3), 501-506	10	2019
Association between fibrinogen levels and severity of postpartum hemorrhage in singleton vaginal deliveries at a Japanese perinatal center Y Shibata, D Shigemi, M Ito, K Terada, K Nakanishi, M Kato, M Igarashi, ... Journal of Nippon Medical School 81 (2), 94-96	9	2014

文献情報サマリ　　　　　　　　　被引用数

図 5　ユーザープロフィール

コラム

Google Scholar と PubMed を比較した論文

　2007 年には Google Scholar と PubMed による検索結果を比較した論文が出されました[2]．論文の著者らは 10 パターンの検索を試し，ヒットする文献情報の数やオーバーラップの程度を調べました．わかったことは，トピック（例：use of dietary supplements in the treatment of iron deficiency anemia, mobius syndrome など）から検索しようとすると Google Scholar と PubMed でヒットする文献が大きく異なる（オーバーラップが少ない）こと，ジャーナル名や論文名を指定したうえで検索すると Google Scholar が PubMed の検索結果を含有する形でより幅広い情報を検索してくること，著者名から調べると Google Scholar と PubMed はおおよそ同じ情報が検索されること，などです．

　この論文の著者らは，両者を直接正確に比較することは難しいとしながらも，「Google Scholar は，PubMed で利用できる特殊な検索機能や便利な機能を提供していないが，読むべき価値のある論文を探すための最初の検索を簡便に実施できるという利点や，PubMed だけを利用していると見逃してしまうような項目の引用を見つけることができるといった利点があるだろう」と論じています．

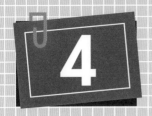

4 Google Scholar と PubMed の比較

　PubMed より Google Scholar のほうが手順は簡単です．PubMed でも検索されない論文が Google Scholar で検索されることもあるものの，逆にノイズが多いといえます．PubMed のほうが，狙った趣旨の文献を検索しやすいといえるでしょう（**表1**）．

表1　Google Scholar と PubMed の長所と短所

	Google Scholar	PubMed
文献の database	インターネット上に公開されているドキュメント情報を機械的に網羅的・自動的に集めたデータ． （例）学術専門誌，論文，書籍，要約，査読前論文のデータベースなどさまざまな分野の学術資料	米国国立医学図書館（National Library of Medicine）によって作成されており，人の手によって体系的に構築されたデータ．
分野	医学生物学系，自然科学系，社会科学系など多分野．	医学生物学系．
検索方法	検索ボックスに検索ワードを打ち込むシンプルな方法．日本語検索による日本語文献の検索も可能． 基本的に，検索ワードは全文から検索される（タイトルからのみの検索に指定することも可能）．	高度な絞り込み機能などより多くの高度な機能を利用した方法．日本語は使用できない． MeSH 用語検索が可能であり，入力した検索用語から自動的に，関連するキーワードや同義語も含めて検索がかけられる．
検索結果	フルテキストが提供されている場合には，検索結果が直接フルテキストへのリンクになっている． フルテキストの閲覧権をもたないユーザーがアクセスした場合には，自動的に無料のアブストラクトページや論文購入ページなどへ誘導されるようになっている．	アブストラクトへのリンクとなっており，文献の詳細情報ページにフルテキストのリンクが掲載されている．
「引用元」の機能	文献の詳細情報ページで，アブストラクトの下部に引用元文献一覧が表示される．PubMed に掲載されている文献のみが対象のため，同じ文献でも Google Scholar の方で表示数が多い場合がある．	文献情報サマリーに文献の引用数が表示される．ここをクリックすることで，引用した文献検索を簡単に行うことができる．

📖 **参考文献**

1）文部科学省．コラム 9．個の創造性を大切に．平成 19 年版 科学技術白書.
　　https://www.mext.go.jp/b_menu/hakusho/html/hpaa200701/080/009.htm
2）Shultz M.：Comparing test searches in PubMed and Google Scholar. J Med Libr Assoc. 95（4）：442-
　　445, 2007

第 4 章

文献管理ツール

　本章では，文献管理ツールについて紹介します．文献管理ツールは，主に論文執筆の際に引用文献を挿入し，参考文献リストを作成するために使われます．しかし，文献管理ツールは検索のための便利な機能も備えており，論文執筆はしないけれども，論文をよく読むという人にも有用です．

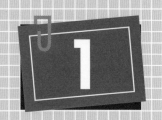

文献管理ツールとは

　研究者が論文や資料を集めていくと，やがて膨大な量になります．紙に印刷して保存することは大変です．ダウンロードしたPDFを自身のパソコンのフォルダに入れて管理するのも煩雑です．Excelで文献管理を行うにしても，著者，発行年，論文タイトルなどを手作業で入力する必要があり，やはり大変です．

　論文執筆においては，本文に引用文献を挿入していく必要があります．文章を並べ替えたり追加するたびに，手作業で引用文献番号を付け替えていく作業は非効率です．番号の付け間違いにつながる可能性もあります．

　文献番号の付け方（[1]，(1)，[1]など）や文献リストの指定フォーマットは，投稿するジャーナルごとに異なります．あるジャーナルに投稿した論文が残念ながらリジェクトされ，次のジャーナルに向けて準備をすることになった場合，手作業で文献番号や文献リストを修正するのは時間がかかります．

　そこで，文献管理ツールの登場です．文献管理ツールを利用すると，種々のデータベースから文献情報を取り込み，自分専用のデータベースを作成できます．論文執筆時には，自由に引用文献を挿入し，原稿の最後に文献リストを作ることができます．論文原稿のWordファイルに簡単に文献情報を紐付けることができるため，作業効率の大きな向上が期待できます．

　文献管理ツールにはEndNote，Mendeley，RefWorks，Zotero，Paperpile，ReadCube，Papersなど，たくさんの種類があります．ほとんどの文献管理ツールには共通して以下の機能があります．

・収集（オンラインデータベースから文献情報を取り込み集約化）

・管理（収集した文献情報の分類や検索）

・出力（引用文献を挿入し，参考文献リストを投稿規定に応じた書式で自動作成）

　まずは無料のものや所属機関で購入・契約しているものを1つ選んで試してみましょう．本書では，一般的によく使われているツールとして，主にEndNoteを紹介します．

88002-795 JCOPY

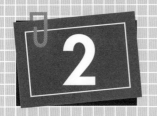

2 EndNote

1 概要

EndNote は 1980 年代に開発された文献管理ソフトウェアで，クラリベイト社（旧 Thomson Reuters 社）により管理・販売されています．日本ではユサコ社が取り扱っています．2021 年3月に，第20版にあたる EndNote 20 がリリースされました．当初から EndNote デスクトップ版は有料です．一方，2006 年より EndNote Web サービスも開始され，2013 年より EndNote Online（basic）と名称を変え，オンライン版として無償で利用できるようになりました．最近は，EndNote for iOS アプリも開発され，iPhone/iPad からも利用できるようになっています．

EndNote のトップページには，下記からアクセスできます．

EndNote のトップページ

- https://www.usaco.co.jp/endnote/

EndNote を初めて使う方は，まず無償の EndNote Online（basic）用のアカウントを作ってみるのがよいでしょう．ただし，無償の EndNote Online（basic）は，PDF からの書誌データ作成ができない，2 GB の容量制限がある，引用書式が少ないなどの制約があります（図1）[1]．そこで，さらに拡張機能も含めて利用したい場合には，デスクトップ版（または Web of Science 契約機関で利用できる EndNote basic）に移行するとよいでしょう．なお，デスクトップ版には30日間の無料トライアル版があります．

逆に，すでにデスクトップ版を利用している方も，オンライン版のアカウントを作ることにより，デスクトップ版とオンライン版をリンクさせ，仲間と文献を共有する機能などが使えるようになります．

EndNote, EndNotebasic 機能比較表

ユサコ株式会社

	デスクトップ	旧 EndNote Web		
		デスクトップ版付属のオンラインアカウント (EndNote online)	WoS*導入機関向け EndNote basic	無償 EndNote basic
形態	ソフトウェア	Web サービス		
利用期間	期限なし	添付容量無制限で利用できる期間：登録後 2 年間	最後に機関内 IP アドレス経由でログイン後 1 年間	期限なし
利用方法				
価格	有償	デスクトップ版に付属	無償	
データの保存場所	個人 PC	開発元サーバー		
利用するには	購入	デスクトップ版からアカウント登録	Web でユーザー登録 （WoS 導入機関内）	Web でユーザー登録
論文作成の支援機能				
ドラッグ＆ドロップでの引用	◎	×		
使用可能なスタイル数	◎ 約 7,000 種以上	○ 約 3,300 種以上		△ 21 種類
スタイルの追加・編集	◎	×	△ （編集は不可. 追加は管理者のみ可）	×
参考文献リストの雑誌名出力制御 （フル，省略形ピリオド有無）	◎	×		
収録レコード件数	制限なし （推奨 10 万件）	制限なし （推奨 10 万件）	50,000 件	
文献データの取込み				
ダイレクトインポートのデータベース数	700 種以上	700 種以上		100 種以上
外部データベースのオンラインサーチ	6,000 種以上	1,800 種以上		6 種
PDF からの書誌データ作成	○（要 DOI）	×		
PDF やファイルの管理				
ファイルの容量	◎ 制限なし	◎ 制限なし	△ （2GB まで）	
書誌データから PDF 自動ダウンロード	◎	×		
添付した PDF 本文の横断検索	◎	×		
添付した PDF のリネーム	◎	×		
ユーザー間での共有				
データの共有	◎ 100 名まで共有可		○ グループ単位の共有可 （※添付ファイルは除く）	
環境				
オフライン作業	○	×		
処理速度	◎	△		
インターフェース	英語	多言語対応可（日本語も可）		
サポート				
国内サポート	国内総代理店ユサコ	Clarivate Analytics（日本法人有）		

*WoS とは Web of Science の略称で，EndNote の開発元 Clarivate Analytics が提供している学術文献データベースです.

図 1 EndNote, EndNote basic 機能比較表

文献 1：https://www.usaco.co.jp/Portals/0/image/fag_scenario/endnote/ENb_hikaku.pdf

2 EndNote 利用の流れ

ユサコ社の EndNote Online（basic）のウェブページでは，EndNote Online クイック・レファレンス・ガイド（PDF）[2] や，Web セミナー（YouTube）[3] を通じて，EndNote の詳

88002-795 JCOPY

しい使い方について学ぶことができます．ここでは，EndNote を初めて使ってみることを想定し，簡単な利用の流れを紹介します．

1. アカウント作成

EndNote Online（basic）のウェブページに「アカウント作成はこちら（無料）」というリンクを選択し，アカウントを作成します（**図 2**）．

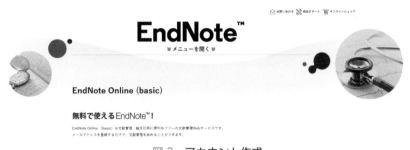

図 2　アカウント作成

2. ログイン

EndNote Online のログイン画面（https://access.clarivate.com/login?app=endnote）から作成したアカウントでログインすると，トップ画面が表示されます．トップ画面には，基本操作（検索，保存と共有，作成）の説明が記載されています（**図 3**）．

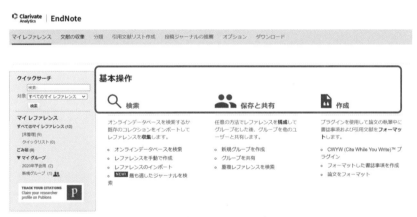

図 3　ログインしたトップ画面

3. EndNote Online プラグイン機能のダウンロード

ここで，トップ画面の「ダウンロード」のタブから，EndNote Online プラグイン機能をダウンロードしておきます（**図 4**）．この機能をインストールすることで，CWYW（Cite While You Write）機能（Word 文書で引用文献を挿入すると自動的に指定したフォーマットに変換してくれる機能）および書誌情報の取り込み機能（PubMed や Google Scholar から書

誌情報を直接インポートできる機能）が使えるようになります．なお，同画面から，Kopernio
という PDF を簡単に取得できるアプリケーションをダウンロードすることもできます．

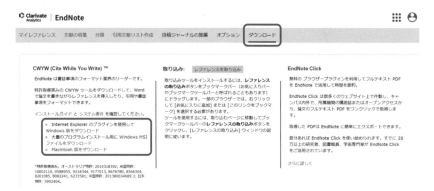

図4　EndNote Online プラグイン機能のダウンロード

4.　文献の取り込み

　トップ画面の「文献の収集」のタブから，「オンライン検索」を選択し，以下の手順で進
めていきます（**図5**）．
・ステップ1：データベース（例えば PubMed）を選択します．
・ステップ2：検索条件を入れ，論文を検索します．
・ステップ3：取り込みたい論文にチェックを入れ，「グループに追加」のなかからグルー
　プを選択すると，画面左の「マイレファレンス」の該当グループの中に論文が取り込まれ
　ます．

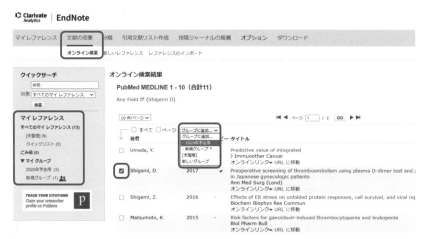

図5　文献の取り込み

①PubMed からの取り込み

　逆に，PubMed のウェブページのほうから，文献を取り込むこともできます（こちらのほ
うが，圧倒的に多く用いられるでしょう）．具体的には，PubMed で文献を検索し，引用し

88002-795 JCOPY

たい文献にチェックを入れ、「Send to」のタブのなかから「Citation manager」を選択します（図 6）.

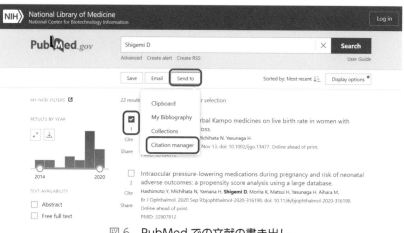

図 6　PubMed での文献の書き出し

　その後「Create file」をクリックすると、該当文献の情報が「NBIB Formatted File（PubMed）」の形でダウンロードされます。このファイルをダブルクリックすると、自身のアカウント情報を入力するポップアップ画面が出現し、入力後には自動的に文献情報が EndNote Online のマイレファレンスのなかに取り込まれます.

　なお、代わりの方法として、EndNote Online のトップ画面の「文献の収集」のタブから「レファレンスのインポート」を選択し、そこから自身のパソコンにすでにダウンロードしてあるファイル（「NBIB Formatted File（PubMed）」）を読み込む形で情報を取り込むこともできます（図 7）.

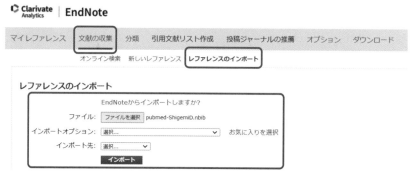

図 7　EndNote Online での「NBIB Formatted File（PubMed）」の取り込み

②Web of Science からの取り込み

Web of Science から文献を取り込む場合には、Web of Science の検索結果表示画面のな

かで，取り込みたい文献をクリックしたのち，「エクスポート」ボタンをクリックし，表示されたリストのなかから「EndNote Online」を選択します（**図8**）．

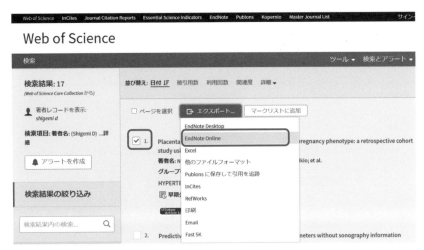

図8　Web of Science での文献の書き出し

③Embase からの取り込み

Embase から文献を取り込む場合には，Embase の検索結果表示画面のなかで，取り込みたい文献をクリックした後，「Export」ボタンをクリックし，ポップアップ画面のなかで Format（「EndNote」を選択）や Fields を選択し，さらに「Export」ボタンをクリックします（**図9**）．

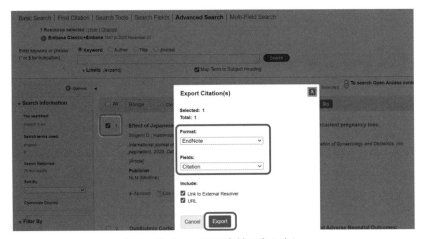

図9　Embase での文献の書き出し

④Google Scholar からの取り込み

Google Scholar から文献を取り込む場合には，Google Scholar の検索結果表示画面の各文献の下の「" （引用）」ボタンをクリックし，ポップアップ画面のなかで「EndNote」を

88002-795 JCOPY

選択します（**図 10**）.

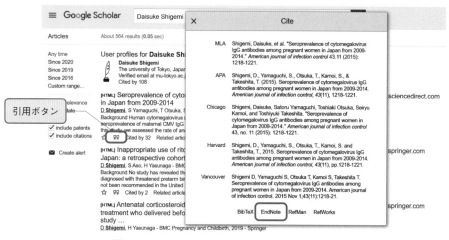

図 10　Google Scholar での文献の書き出し

5. 文献の整理

　トップ画面の「分類」のタブから「マイグループの管理」を選択し,「新しいグループ」のボタンをクリックし名称を入力すると, 新しいグループを作成することができます. 新しい学会発表や論文執筆の際には新しいグループを作り, そこに文献を振り分けましょう. なお,「共有の管理」ボタンをクリックしメールアドレスを入力すると, 仲間とファイルを共有することが可能です（**図 11**）.

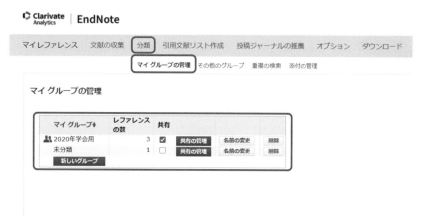

図 11　マイグループの管理

　トップ画面の「マイレファレンス」のタブでは, 各文献に対して PDF などを添付したり, 各文献をマイグループ間で移動したりすることが可能です（**図 12**）.「クイックサーチ」の部分に検索ワードを入れ,「検索」ボタンを押すと, 検索ワードをもつ文献のみが表示されます.

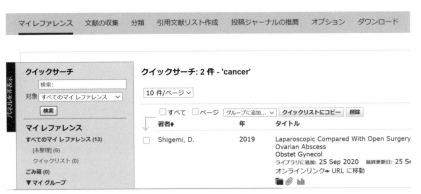

図 12　マイレファレンス

6.　Word ファイルに文献を挿入

　Word ファイルのなかで，挿入したい部分にカーソルを合わせ，Word 上の EndNote 機能から，「Insert」ボタンをクリックします．ポップアップ画面に出現した検索欄に引用する文献情報のキーワードを入力します．ヒットした文献情報のなかから引用する文献情報を選択すると，文献が挿入されます（**図 13**）．

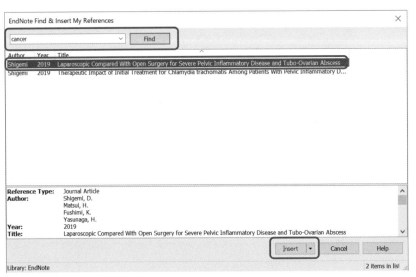

図 13　Word に文献を挿入

　なおデスクトップ版では，自身のデスクトップにインストールした EndNote の画面のなかで引用したい文献を選択しておき，Word 上の EndNote 機能の「Insert」のタブから「Insert Selected Citation（s）」を選択すると，直接的に引用することが可能です（**図 14**）．本画面は EndNote X8 となっていますが，EndNote X9 および最新の EndNote 20 も同じ仕様です．

88002-795　JCOPY

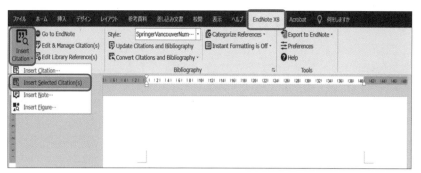

図 14　デスクトップ版での Word への文献の挿入

7. 引用スタイルの変更

　Word 上の EndNote 機能の「Style」から，引用文献番号の種類（［1］,（1），¹ など）や原稿の最後に用意する参考文献リストの指定フォーマットを変更することができます．ただし，無償の EndNote Online（basic）では，使用できるスタイルは 21 種類のみです．オンライン版では，デフォルトの 7,000 種類に加え，開発元のウェブサイトからダウンロード，ユーザー専用ページからダウンロード（要ユーザー登録），既存のアウトプットスタイルをカスタマイズ，ユサコ社にアウトプットスタイルの代理作成を依頼（要ユーザー登録）といった種々の方法で，数多くの引用スタイルを追加することが可能です[4]．

8. プレーンテキスト化

　自身の Word ファイルと EndNote が連動している状態で Word ファイルを共著者に送付したり，完成した論文を投稿したりすると，引用文献挿入部分にバグが出てしまうことがあります．これを防ぐために，Word 上の EndNote 機能の「Covert Citations and Bibliography」を用いて，プレーンテキスト化しておく方法があります．プレーンテキスト化した Word ファイルは，もとの Word ファイルとは別の形で新たに作成されます．

コラム

EndNote が投稿先を推薦？！

　EndNote の機能の 1 つに，投稿先ジャーナル推薦（Manuscript Matcher）機能があります[5]．Word 画面において，EndNote タブの「Tools」機能のなかに新規に創設された「Manuscript Matcher」をクリックすると，EndNote Online の「投稿ジャーナルの推薦」画面に飛ぶことができます．ここに，これから投稿しようと考えている論文のタイトルおよび抄録をコピー＆ペーストすると，すでに EndNote を用いて論文中に引用している参考文献リストの情報を併せて，原稿にもっとも適したジャーナルを提案してくれます．推薦投稿先のリストは，Web of Science に掲載されているジャーナルのなかから，雑誌のインパクトファクターやジャーナルサイト（投稿サイト）へのリンクとともに表示されます．

　非常に興味深い新機能であり，どのようなアルゴリズムが組まれているのか知りたいところです．投稿先に迷ったり，自身のテーマにあったジャーナルを見落としていないか心配になったりした際には，利用してみましょう．ただし，自身の論文のクオリティは考慮されていませんので，アクセプトを保証してくれる機能ではないことは，いうまでもありません．

3 その他の文献管理ツール

1 Mendeley

　Mendeley は 2008 年にリリースされた比較的新しい文献管理ツールであり，2013 年に Mendeley 社がエルゼビア社に買収されたことから，現在はエルゼビア社により管理されています（**図1**）.

Mendeley トップページ

- https://www.elsevier.com/ja-jp/solutions/mendeley

ELSEVIER　エルゼビアについて　製品&ソリューション　サービス　購入する&見つける　検索 Q　🛒　👤

Mendeley®

Mendeleyは文献情報の管理や研究ネットワーキング，最新研究の発見において研究活動を支援する，無料の文献管理・学術ソーシャルネットワーキングツールです.

Mendeleyへのログイン ›

ホーム › すべてのソリュー... › Mendeley

Mendeleyについて

Mendeleyは文献情報の管理や研究ネットワーキング，最新研究の発見において研究活動を支援する，無料の文献管理・学術ソーシャルネットワーキングツールです.

- 文献情報管理
- オンラインで他の研究者と簡単にコラボレーション
- あらゆる学術論文データベースから論文を簡単にインポート
- 閲覧する論文に関連した論文の発見
- オンラインでどこからでも自分の論文にアクセス
- モバイルアプリを使って外出先で論文閲覧

図1　Mendeley トップページ

88002-795 JCOPY

Mendeley は研究者同士のコミュニケーション向上を目的として作られた背景があるため，ソーシャル・ネットワーキング・サービス色が強いという特徴があります．仲間とグループを作成し文献リストを共有するだけでなく，気になる研究者をフォローしたり，自分の論文を公開したりするような機能も持ち合わせています．また，登録した論文を引用した論文の新着情報を知らせる機能なども持ち合わせています．

Mendeley には無料版と有料の機関版があります（**表1**）．無料版のディスク容量は（無償の EndNote Online と同じく）2 GB ですが，追加で料金を支払うことにより容量を増やすことができるようです．

表1　Mendeley 無料版と機関版の比較

機能	無料版	機関版
ディスク容量（個人用）	2 GB	100 GB
ディスク容量（プライベートグループ用）	100 MB	100 GB
プライベートグループのメンバー数	25	100
プライベートグループの数	5	1,000
機関別ホームページ	No	Yes
リンクリゾルバの設定	No	Yes
管理者向け統計情報	No	Yes
価格	無料	FTE（大学院生・教員・研究者）に基づいた年間契約

https://www.elsevier.com/ja-jp/solutions/mendeley/mendeley-guide

エルゼビア社のウェブページ[6]から，Mendeley のクイックレファレンスガイド（PDF）[7]や，録音版のオンライン講習会や YouTube 映像（セットアップ編，文献管理編［文献情報をまとめる，文献情報を集める/同期化，文献情報を利用する]）[8]を通じて，Mendeley の詳しい使い方について学ぶことができます．

2 RefWorks

RefWorks は 2002 年に RefWorks 社によりリリースされた文献管理ソフトであり，2008年からは ProQuest 社によって運営されています．日本ではサンメディア社によってサポートされています[9]．

サンメディア社のウェブサイト（RefWorks 概要図）

• http://www.sunmedia.co.jp/e-port/refworks/refworks/refworks_1/

2019 年より RefWorks の新しいバージョンとして新 RefWorks が利用できるようになっ

ています．新 RefWorks には新しい機能が追加され，PDF ファイルのドラッグ＆ドロップによる本文と書誌の取り込み，保存データの容量無制限，添付ファイルへのハイライト，コメント機能，Google Docs や Dropbox との連携ができるようになりました．RefWorks 内のデータはフォルダやファイル単位で共有でき，一度に複数のユーザーが同一のアカウントにアクセスすることもできます．RefWorks ユーザー以外とも共有できます．個人で利用するには年間 100 ドルの利用料を支払う必要がありますが，所属機関が契約している場合は無料で使用可能です．

3　各種ツールの比較表

各種ツールの特徴がひと目でわかるように**表 2** としてまとめました．
選択する際の参考としてみてください．

表 2　各種ツールの比較表

		EndNote basic	EndNote デスクトップ	Mendeley（無料版）	RefWorks
ツール概要	形態	Web アプリケーション	ソフトウェア	ソフトウェア・Web アプリケーション連動	Web アプリケーション
	モバイルアプリ	iOS	iOS	Android, iOS	―
	価格	無料	有料	無料	無料
	インターフェース	日本語あり	英語のみ	日本語あり	日本語あり
文献収集	ダイレクトエクスポート	○	○	○	○
	論文 PDF からの取り込み（タイトルや著者情報を自動収集）	―	○	○	○
	テキストファイル経由での取り込み	○	○	○	○
文献管理	引用書式	21 種	約 8,000 種	7,000 種以上	4,000 種以上
	Word との連携	○	○	○	○
	PDF 添付	○	○	○	○
	ハイライト・コメントの付加	―	○	○	○
	取り込んだ文献情報から PDF の自動ダウンロード	―	○	○	―
	ユーザー間の共有（文献情報）	○	○	○	○
	容量制限	2 GB	無制限	2 GB	無制限

88002-795 JCOPY

コラム

Evernote について

　文献管理ソフトに出力機能（論文執筆する際の引用文献の挿入および参考文献リストの作成）を求めない場合には，「Evernote」（エバーノート）を使うこともお勧めです．Evernote は Evernote Corporation 社によって開発・提供されているソフトウェアで，ビジネスの場面で多く用いられています．Evernote には無料のベーシックプラン，有料のプレミアムプラン，法人向けプランの 3 つがあり，ベーシックプランではアップデート容量が 60 MB/月，データを同期できる端末が 2 つまでという制限があります．

　Evernote の便利な点としては，（EndNote や Mendeley と同様に）検索機能や仲間とのデータファイル共有機能がついていることに加え，ビジネスマン向けにタスク管理機能や（名刺などの）撮影・保存機能がついていること，Google Drive と連動できること，が挙げられます．

　日常診療上の疑問や研究計画のアイデアをメモしながら，関連する文献情報を蓄積していきたい場合には，非常に有用なツールとなり得るでしょう．

📖 参考文献

1) ユサコ株式会社．EndNote，EndNote basic 機能比較表．
https://www.usaco.co.jp/Portals/0/image/fag_scenario/endnote/ENb_hikaku.pdf
2) EndNote Online クイック・レファレンス・ガイド．
https://clarivate.jp/wp-content/uploads/2017/10/enw_qrc_jp.pdf
3) もう手入力しない！　引用文献リストをかんたん自動作成— EndNote オンライン．
https://www.youtube.com/watch?time_continue=7&v=uNeWc14OFls&feature=emb_logo
4) ユサコ株式会社．FAQ（よくあるご質問）．
https://www.usaco.co.jp/faq/detail.html?pdid1 = 93
5) USACO. EndNote 特設サイト．
https://www.usaco.co.jp/endnote/
6) ELSEVIER. Mendeley：利用にあたってのご案内．
https://www.elsevier.com/ja-jp/solutions/mendeley/mendeley-guide
7) Mendeley クイックレファレンスガイド．
https://www.elsevier.com/__data/assets/pdf_file/0010/794692/mendeley_qrg_japanese.pdf
8) Mendeley セットアップ編—オンライン講習会．
https://www.youtube.com/watch?v=a3Ch0RHYa6I
9) サンメディア社．RefWorks とは．
http://www.sunmedia.co.jp/e-port/refworks/

索　引

88002-795 JCOPY

© 2021

第1版3刷発行　2021年10月13日
第1版2刷発行　2021年 7 月31日
第1版1刷発行　2021年 7 月21日

膨大な医学論文から最適な情報に最短でたどり着く
テクニック

検印省略

Cover Design
Kakinuma Tsutomu

（定価はカバーに表示してあります）

著者	重見大介・岩上将夫
監修	康永秀生

発行者	林　峰子
発行所	株式会社 新興医学出版社

〒113-0033　東京都文京区本郷 6-26-8
TEL 03-3816-2853　FAX 03-3816-2895

印刷　三美印刷株式会社　　ISBN978-4-88002-795-1　　郵便振替　00120-8-191625